EL MÉTODO NIPÓN

ÍNDICE

INTRODUCCIÓN

Estimado lector, si estás aquí es porque te encuentras
en el mismo punto que me encontraba yo hace un
año. Las personas con sobrepeso u obesidad
realmente sentimos que no encajamos en la sociedad
(hay que hablar claro) a parte de un sin fin de
problemas de salud.

Mi historia comienza un año atrás cuando subí de
peso por diferentes cuestiones de estrés y ansiedad.
Como entendido en nutrición, pensé que me
resultaría sencillo una bajada peso, lo había
conseguido en otras ocasiones (aunque no con un
sobrepeso tan marcado como ahora).

Durante meses, probé y abandoné multitud de
métodos propios y ajenos como : dietas, ejercicios
personalizados, productos milagrosos etc... No
entendía porque me costaba tanto adelgazar, sabía

perfectamente como perder peso, pero me costaba un mundo conseguirlo.

Una tarde de Domingo, mientras ojeaba un curioso documental sobre la cultura japonesa, empecé a fijarme en algunos detalles que me parecieron como mínimo extraños.

En este documental se veía a una serie de personas de avanzada edad (algunos parecían que superaban los 100 años o cerca estarían) en la isla de Okinawa, en donde hablaban de la importancia de vernos y sentirnos activos (no ser activos) sino vernos primero activos, tanto física como mentalmente.

Estas personas, según comentaban, llevaban una vida muy ajetreada que no correspondía a su edad, algunos incluso seguían trabajando. Los periodistas les preguntaban qué hacían para mantenerse así, y estos decían literalmente que "se imaginaban siempre con fuerza". Nos explicaban que verse e imaginarse de una determinada manera constituía en parte a ser ya así. Del mismo modo que un deportista se siente con más fuerza y más capaz cuando está cerca de su público que le anima.

Además, comentaban la gran importancia de la educación que recibieron tanto en casa como las escuelas. En este país se cuida mucho, desde niños, a conocer todos los aspectos de la alimentación, desde su producción hasta su consumo. Además, por parte del Gobierno, se insta mediante leyes a que exista un control constante del peso de sus ciudadanos tanto en centros de salud como también en el trabajo.

Su rica cultura incluía también una parte fundamental de saber vivir con armonía y tranquilidad con el mundo que les rodea.

Estos ancianos decían que muchas enfermedades estaban relacionadas con nuestra forma de vernos a nosotros mismos. Si nos vemos como unos fracasados nuestro físico mostrará a un fracasado, si sentimos que somos personas de éxito, nuestro físico irá de la mano.

Este método es muy sencillo y lo puede realizar prácticamente cualquier persona con una salud normal. Lo más sorprendente es su facilidad y eficacia.

Tú vas a empezar una nueva vida, del mismo modo que yo también la empecé estando en la misma situación que tú.

El objetivo de este libro es que adquieras los hábitos y costumbres necesarios para que te conviertas en un auténtico NIPÓN.

CADA PERSONA ES UN MUNDO DIFERENTE

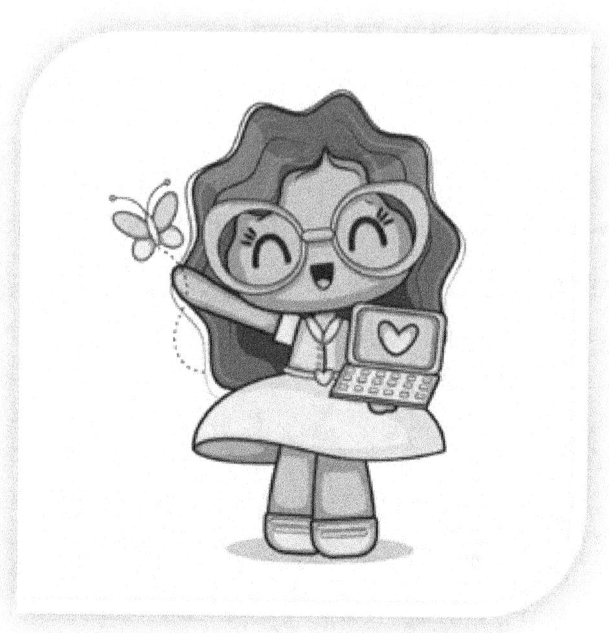

Antes de comenzar a detallar el método con detenimiento, es necesario que entendamos que cada persona es un microcosmos, todos tenemos nuestro propio mundo, con sus problemas, sus deseos, etc... Es por ello que, conocer cuáles son nuestras virtudes y defectos, hará que tengamos una visión más real de nuestra situación. De nuestro "yo" más personal.

Hay personas que parece que no les afecten los problemas (o al menos algo menos que al resto), también personas que comen como si se les fuera el mundo en ello y otras que con solo un bocado ya tienen suficiente. Estas personas parece que hayan sido tocadas con una varita mágica y todos nos preguntamos ¿ por qué ? La respuesta es muy curiosa y está relacionada con la diversidad antrópica de cada persona, algo que explicaremos detalladamente a más adelante.

Aunque cada persona difiere de otra en cuanto a características físicas, psicológicas y demás, si se han podido observar algunos patrones que tienen las personas delgadas y no se basan exclusivamente en la alimentación y el deporte.

Nuestra forma de vida frenética ha creado una serie de patrones de comportamiento que no hace falta ser muy listos para darnos cuenta que son nocivos para nuestra salud. Aunque tengamos mucho prisa en llegar de un lugar a otro, en realidad todo queda enmascarado por el mayor mal del siglo XXI, el sedentarismo como forma de vida cotidiana.

Debemos de entender el sedentarismo como aquella forma de vida pasiva, cargada de apatía y desgana ante la vida en general que, aunque esté disfrazo de prisas y actividad frenética diaria, en realidad está instalado en nuestras vidas de manera silenciosa. Este tipo de sedentarismo es la principal causa del sobrepeso. Además de problemas psicológicos de todo tipo.

La parte psicológica de cada persona es también primordial. Cada persona arrastra una amalgama de problemas que pueden estallar en cualquier momento. Casi ningún especialista en nutrición es capaz de preguntar a su cliente por qué a veces nos ponemos a comer de manera compulsiva y sin ninguna razón aparente.

La cultura japonesa nos invita a aceptar esos problemas, a no pensar en ellos si no tienen un control, a darles la vuelta por completo y a empezar a vivir la vida de una manera mucho más plena y sana.

LA CULTURA JAPONESA

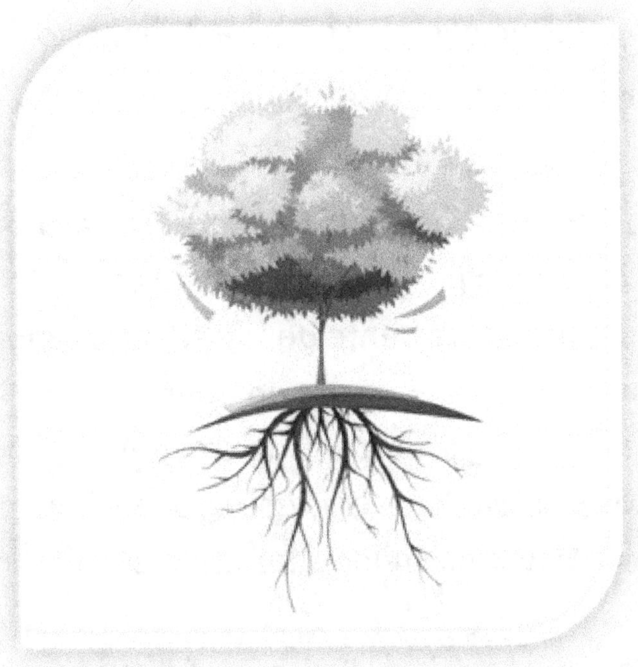

Japón posee el porcentaje más bajo de personas con sobrepeso y no es una casualidad. Sin embargo, los japoneses no son muy amantes de tomar un pantalón ajustado, un reloj deportivo y salir a correr decenas de kilómetros. ¿ Cómo es posible entonces que se mantengan en un estado de peso tan óptimo ? La respuesta está en la educación que tienen desde su primer día de vida.

En este país existe una cultura de cuidado de salud física que llega a unos estados casi perfectos. Aunque los japoneses no son muy adictos al gimnasio, lo que sorprende es que no lo necesiten.

Desde niños, a los japoneses se les educa a entender la comida como algo bueno para su organismo, al contrario que en occidente donde se nos bombardea constantemente con noticias en donde se nos aconseja que tengamos cuidado con determinados alimentos procesados o grasientos, cuando al mismo tiempo los tenemos anunciados en televisión ¡ que ironía !.

En este maravilloso país nos encontramos además con varias leyes muy sorprendentes que, aunque han sido implantadas hace 20 años, en realidad ya se seguían como tradición desde hace muchísimo tiempo.

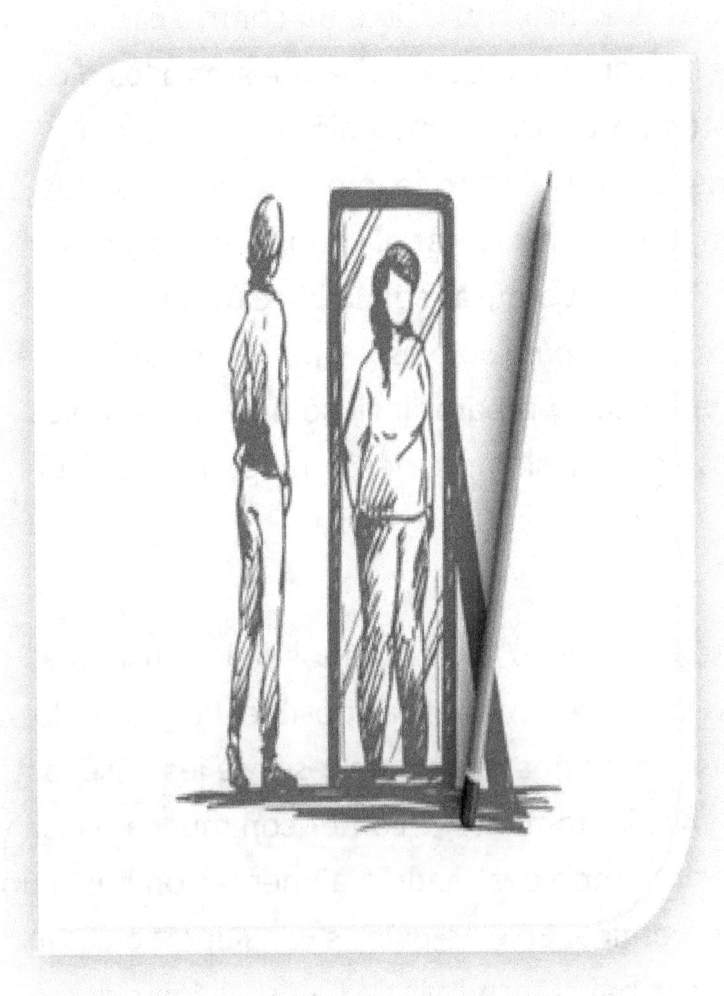

La ley Shuku Iku se basa en una norma destinada a jóvenes y niños que expone un control de azúcares y grasas en las comidas de los centros escolares. Esta ley tiene como fin el control desde muy temprana edad de todo lo que ingerimos.

En los centros educativos existe un control casi militar de todos los alimentos que son expuestos a los ojos de los estudiantes. Desde muy niños, a los jóvenes japoneses se les explica todo lo bueno de la comida fresca y natural, a fomentar el conocimiento y gusto por ello. Frutas y verduras son la base de su alimentación, pero no solo eso, sino que se anima de manera práctica a preparar incluso nuestros propios alimentos en casa, siempre desde un punto de vista sano.

Por si esto fuera poco, a estos niños se les enseña a comer de la manera más eficaz posible. Por ejemplo, desde muy pequeños, a los japoneses se les enseña a masticar más lentamente, a comer con mucha pausa y a alargar su tiempo destinado a alimentación hasta un límite casi cómico. En este país es considerado como algo muy normal el terminar de comer y dejar cierta cantidad de comida en el plato, que posteriormente puede servir para otra comida.

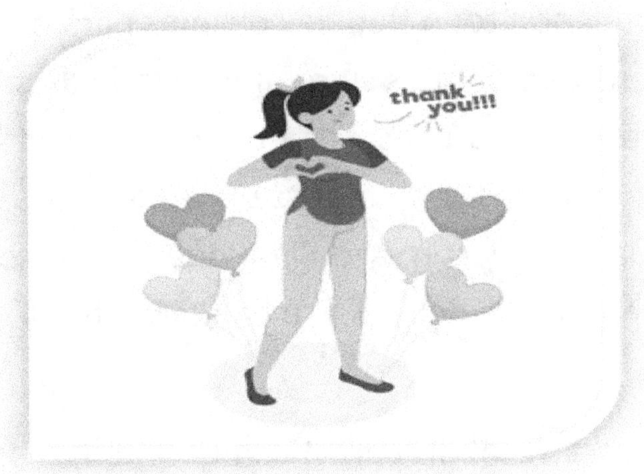

Esta visión tan sana alimentaria es acompañada además por una vida relajada pero activa, alejada del estrés pero también del sedentarismo. Cuando hablamos de vida activa, no nos referimos a destrozarnos en el gimnasio durante 2 horas o salir a correr todos los días, hablamos de mantener una vida en movimiento, en donde todo lo que podamos hacer a pie es mucho mejor que en vehículo o similar.

Si en los niños la concienciación por una vida sana es algo estipulado por ley, en los adultos no se queda atrás. Mediante la ley Metabo se invita a toda la población mayor de 40 años a realizar, una vez al año, una medición de peso y cintura. Si no superan dicha prueba, se les proporciona una serie de libros y anotaciones con todo tipo de consejos para que recuperen cuanto antes su óptimo estado de salud, un trabajador con sobrepeso está muy mal visto tanto por sus superiores como por sus propios compañeros. Se tiene la idea (y con razón) de que son personas que rinden menos debido a su condición física.

En la burocracia laboral prácticamente todas las empresas fomentan que sus trabajadores realicen ejercicio antes, durante y después de su jornada laboral. Si algún trabajador sobrepasa los limites de peso o cintura pasan automáticamente a terapia. La empresa sabe que el sobrepeso es un problema de salud y que un trabajador con mala salud puede costar mucho dinero a la empresa.

Una curiosidad (entre muchas) que podemos encontrar en esta cultura a la hora de comer, reside en que comen sentados en el suelo. Esto lo hacen como tradición que otorga confianza entre los participantes de la comida. Se dice que si estás sentado quiere decir que no te puedes ir corriendo fácilmente lo que significa que pasas a ser parte de un grupo.

Además, se sigue manteniendo la cultura milenaria de vivir pausadamente pero sin detenernos, a vivir en paz con nuestro cuerpo y entorno y a ser agradecidos con la vida. Costumbres como tomar té y mantener una vida tranquila y relajada mediante técnicas de meditación, hacen de su existencia lo más plena y sana posible.

Sin olvidarnos de su vida social que, aunque no son personas tan sociables como en algunos países de occidente, sí que le otorgan cierta importancia a su círculo de confianza.

Como podemos observar, la cultura japonesa nos incita continuamente a mantener un buen estado de salud tanto físico como mental, alejándonos del sobrepeso.

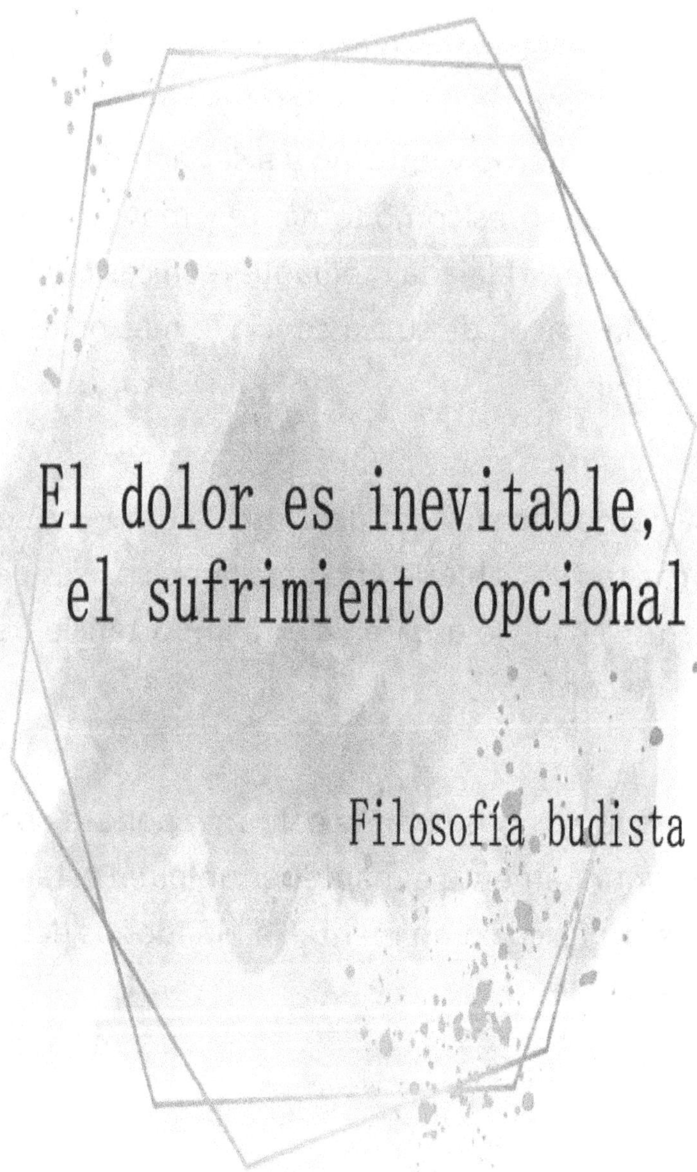

El dolor es inevitable,
el sufrimiento opcional

Filosofía budista

¿ QUÉ RELIGIÓN ES LA QUE SE PRACTICA EN JAPÓN ?

Japón tiene dos grandes religiones, el sintoísmo y el budismo.

El sintoísmo es la religión de culto a los espíritus. Tiene más de 2000 años y agradecen su existencia a los Kamis (espíritus). Tienen multitud de rituales que cambian dependiendo de la zona del país. No tiene un deidad suprema, sino que los espíritus son los grandes protagonistas de esta religión. La curiosidad de esta práctica radica en que los espíritus pueden estar en objetos, árboles, montañas, etc... además de en seres fallecidos.

El budismo es otra de las grandes religiones de este país. Esta religión fue creada por el famoso Siddharta Gautma (Buda). Buda no es realmente un dios supremo, sin embargo se le considera una persona que llegó a un nivel espiritual muy elevado y por lo tanto sus enseñanzas son todo un ejemplo.

La cultura japonesa otorga una gran importancia a sus religiones, pero no están tan arraigadas como en algunos países de occidente.

¿ CÓMO SIENTEN EL MUNDO ?

Para los japoneses, la base de la vida es ayudar a los demás. Está mal vista la envidia, la cólera y el hablar mal del prójimo. Su cultura está considerada como una de las más serviciales y prósperas del mundo.

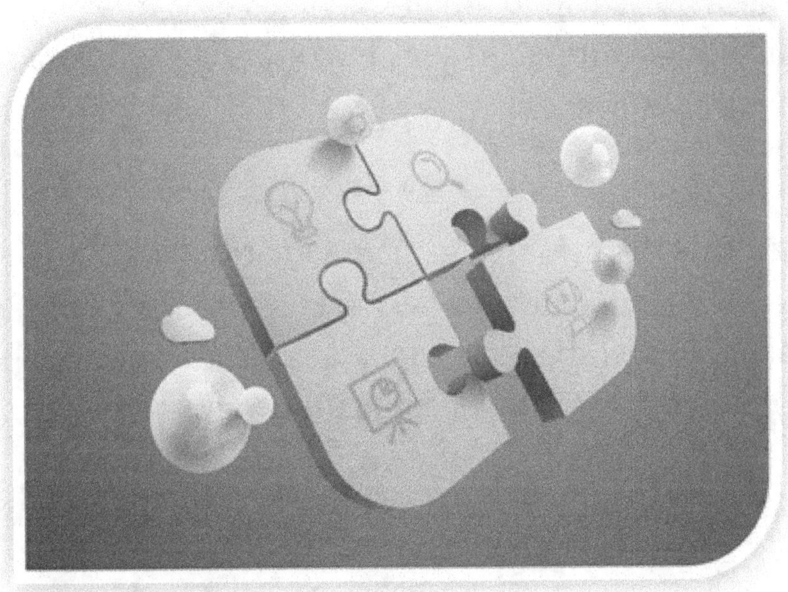

La naturaleza filántropa de los japones es realmente curiosa. ¿ Habéis visto que después de un partido de fútbol el propio público limpia las gradas ? Para ellos ser servicial es esencial en su manera de ser, en su manera de relacionarse, no entienden la vida de otro modo. Desde niños se les educa a limpiar tanto su escuela como su casa. Ensuciar algo es una falta de respeto a los demás, y por lo tanto un deshonor para ellos.

Esta manera de ver y actuar en el mundo los convierte en responsables de sus actos y disciplinados. Esta firmeza que se adquiere desde niños es la que luego ayudará a mantener esa misma disciplina a la hora de comer.

La cultura del esfuerzo está muy marcada en este país. Su sistema educativo es muy exigente y otorga un gran valor al trabajo en grupo. La cultura japonesa promueve el respeto, el compañerismo y sobre todo un afán de superación que suele ir de la mano del elogio a sus compañeros.

Aunque algunas opiniones son críticas con el trato extremadamente disciplinado que se les da a los niños, lo cierto es que luego suelen agradecerlo de adultos.

EL HARA HACHI BU

Hara Hachi Bu, así se llama uno de los hábitos que sigue una población de la isla japonesa de Okinawa que tiene el récord de longevos por habitante de todo el mundo. Este caso es tan sorprendente que he creído conveniente incluirlo en este libro. Lo que allí ocurre es un fiel ejemplo de la cultura japonesa y nos brinda una idea de que cómo es vivir con sus hábitos y costumbres.

En esta isla nos encontramos con personas que superan sin ninguna dificultad los 100 años de vida, y lo que es aún más sorprendente, lo activos que todavía siguen siendo.

En esta isla se sigue la cultura tradicional japonesa, pero además añaden una serie de hábitos que son esenciales para mantenerse tan en forma.

No entienden lo que significa el sobrepeso. Para los habitantes de esta isla, tener sobrepeso es un indicativo de que algo no funciona en nuestras vidas.

Su modo de vida es energético pero tranquilo, sereno pero activo. Una mezcla entre personas vitales y ociosas.

Su forma de alimentarse se sigue basando también en los estándares japoneses, en su cultura milenaria. A parte de dejar de comer cuando sienten que están al 80 % de su capacidad, estas personas fomentan la actividad física ligera pero continuada, es decir, estar en movimiento lo máximo posible por un tiempo grande, con un ejercicio ligero.

Para los japoneses, caminar es el ejercicio más completo, mantenerse activos de forma prolongada pero sin mucha intensidad, como por ejemplo : caminar.

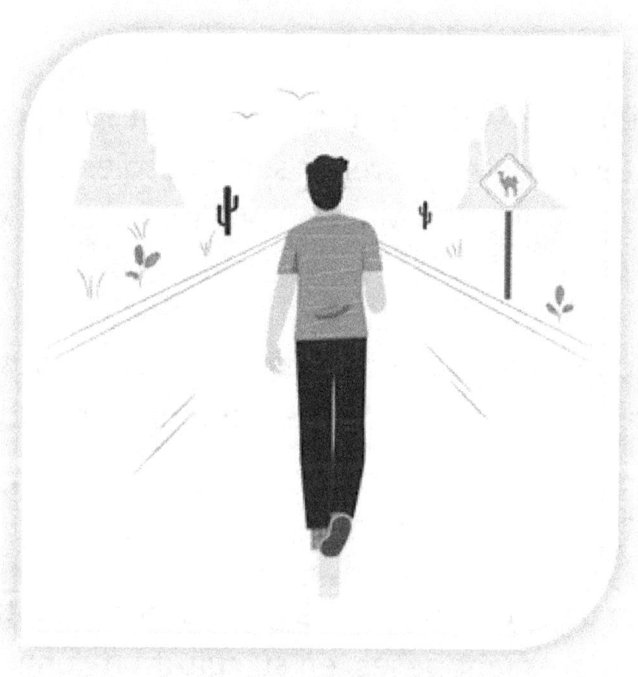

En esta isla predomina la comida casera pero sobre todo fresca. Se da uso de los frutos secos (no fritos) además de abundantes verduras y legumbres. Su manera de cocinar solo conoce : al vapor, hervidos o a la plancha.

Otra de las características del Hara Hachi Bu consiste en masticar despacio y en dejar el plato cuando estemos al 80 u 90 % llenos. Esta costumbre está muy arraigada y es extraño que un japonés deje el plato limpio.

No debemos olvidarnos de otros aspectos destacables y es que en esta isla trabajar podría ser para toda la vida, literalmente. Según decían, es muy importante sentirse y verse activos, es decir, si se quedaban plácidamente en el sofá teniendo como excusa su edad, estaban afirmando a su propio cuerpo que ya no tenían la fuerza y vitalidad suficientes para trabajar y sentirse provechosos.

Ellos decían que había que VISUALIZAR SU ESTADO FÍSICO Y ANÍMICO, sentir que tienes un estado lleno de vitalidad y éxito. Esta premisa es ideal. Pensar en nuestro futuro feliz, con el físico deseado, con nuestra nueva vida llena de deseos (en este caso vernos más delgados) hará que sintamos ya el éxito conseguido, hará que sintamos la felicidad, y es por ello la gran importancia de la visualización del éxito.

Si preparamos nuestra mente para ver el éxito muy cerca lo que habremos conseguido es acercarnos hacia ese éxito, y lo podremos sentir como algo tangible y real.

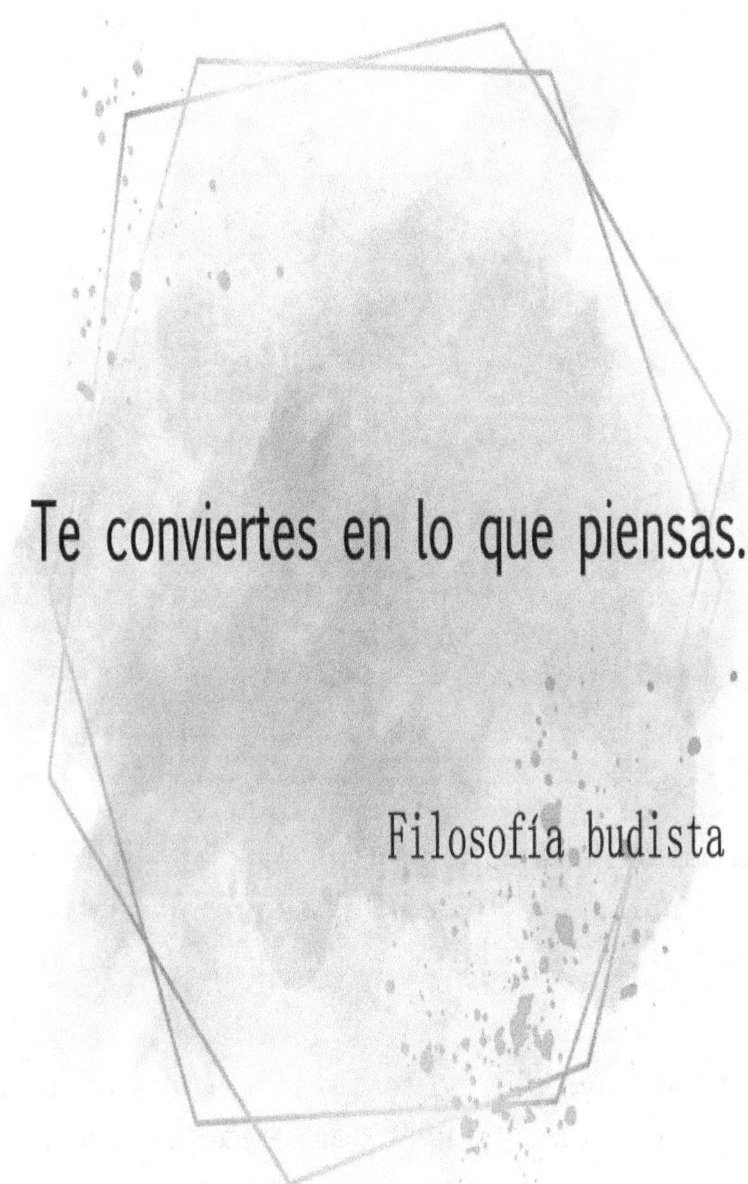

Te conviertes en lo que piensas.

Filosofía budista

LA FILOSOFÍA JAPONESA

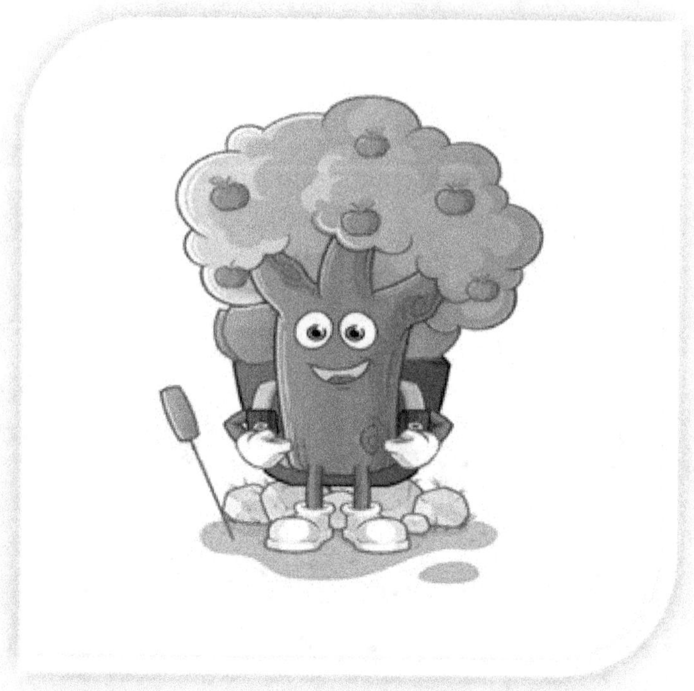

Nos adentramos en una parte esencial del método y es la forma y la filosofía con la que afrontan los japones su vida.

Tenemos que empezar este capítulo explicando la enorme importancia que atesora el sentirnos a gusto con nuestra vida personal. Una persona que se encuentre ansiosa o con otros problemas emocionales, raramente podrá perder peso, al contrario, es posible que lo aumente.

La filosofía japonesa se basa en quitar importancia a los problemas. Ellos piensan que si algo tiene que salir mal saldrá y por lo tanto es una energía muy preciosa que perdemos imaginándonos un futuro incierto que no podemos controlar. Es por ello que nuestra actitud es determinante para conseguir nuestro objetivo de bajar de peso.

El estar ansiosos, deprimidos o en un estado de alarma constante, provocan una serie de cambios físicos hormonales que dificultan enormemente la pérdida de peso.

Tenemos que dedicar 10 minutos al día a analizar nuestro estado de ánimo. A animarnos con nuestra voz más personal a seguir adelante, a pensar que todo aquello que creemos que es muy malo en realidad solo es una exageración de nuestro cerebro.

Casi todos los escenarios que imaginemos sobre alguna situación futura, es posible que no ocurran. Esto es lo que causa la ansiedad. La ansiedad suele estar asociada a un estado continuo de pensar en todo lo malo que nos puede llegar a ocurrir, cuando en realidad seguramente no ocurra nada malo.

El estado emocional que promueven los japoneses se basa en la meditación como base. Meditar no es más que intentar dejar nuestra mente lo más en blanco posible, alejarnos de los pensamientos tanto positivos como negativos y ponernos a disfrutar de nuestra relajación.

La meditación que practican los japoneses consiste en respirar muy despacio (en ocasiones visualizando algún objeto o lugar) tratando de no pensar en nada malo ni tampoco bueno. Simplemente disfrutar de ese momento de paz y relax que tenemos con nosotros mismos. Este ejercicio que parece muy simple, en realidad casi nadie lo practica en los países de occidente, de ahí que los niveles de estrés sean los más altos en esos lugares.

Si no tenemos paz mental, nuestro cuerpo no irá en sintonía y por lo tanto casi todo lo que ingiramos tendrá un efecto más perjudicial que si estuviéramos más serenos. Recuerda que una mente y un cuerpo que estén en paz consigo mismo encuentran un equilibrio que se ve reflejado no solamente en nuestro estado de ánimo, sino también en nuestro estado físico.

MENS SANA IN CORPORE SANO

Esta maravillosa cita del poeta Décimo Junio Juvenal pasará a la historia por su originalidad, pero sobre todo por su valor tan acertado que compartimos las personas que hemos pasado por el sobrepeso y otras patologías. Significa "mente sana en un cuerpo sano".

La frase puede tener varias lecturas y una de ellas es la siguiente : "si te encuentras bien con tu cuerpo, tu mente también lo hará". El estado de ánimo va pues ligado a nuestro estado físico y viceversa.

Si queremos modificar nuestro físico debemos modificar nuestra mente hacía la positividad, hacia el bienestar y tomarnos la vida con más calma y filosofía.

Todo va de la mano y nuestro cuerpo y mente no son menos.

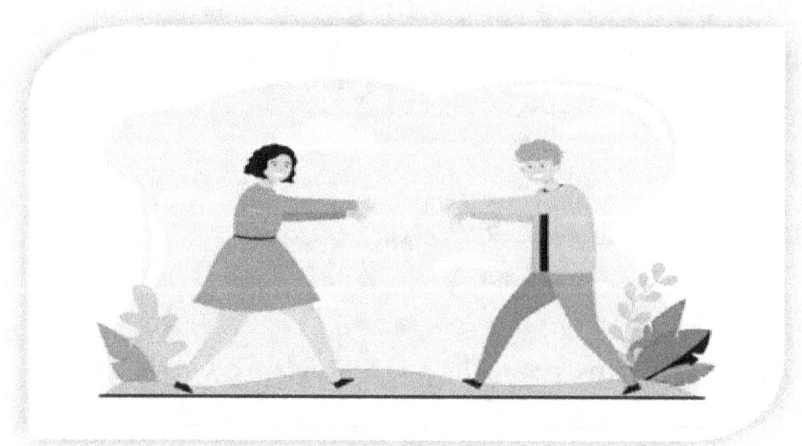

Recuerda que sea el problema que sea, es posible que para otras personas no lo sea y que por lo tanto solo se trate de la perspectiva con que lo estemos viendo nosotros. La mayor parte de los problemas se basan en una mala visión del mismo.

El poder de conocernos a nosotros mismos es esencial para aumentar todas nuestras cualidades y aptitudes que nos hacen únicos.

Si nuestro cuerpo se encuentra en calma, sin duda será más fácil poder tener bajo control esos malos hábitos como comer impulsivamente cuando en realidad nuestro cuerpo no lo necesita. Si estás sereno comprobarás rápidamente que tu cuerpo te pide menos energía y por lo tanto menos comida.

Para tener una calma casi total, recomiendo el siguiente ejercicio que te he preparado para ti.

Debemos educar a nuestros pulmones a respirar de forma lenta casi todo el día, hasta un punto que nos parezca normal y habitual el respirar así. Esto provoca una enorme tranquilidad que notarás en muy pocos minutos. El respirar de forma lenta, relaja todos tus músculos, comienza a liberar las hormonas de la calma y felicidad casi instantáneamente y bajará a la misma velocidad tus ganas de comer. Además, notarás que tu presión arterial comienza a estar en un estado de tranquilidad que tu cuerpo te lo agradecerá.

Tenemos que tener en muy en cuenta que si nuestro cuerpo está alterado (ya sea por estrés, nerviosismo y demás) se activarán todo tipo de alarmas que provocarán que tu cuerpo esté alerta y ralentice de manera muy notable cualquier procedimiento de adelgazamiento. Incluso podrían hacerte engordar si no los mantienes a raya. El estrés y el nerviosismo deberás de hacerlos desaparecer por completo si de verdad deseas tener una nueva vida con un nuevo físico.

Nuestra relajación es la base de este método. Nuestra paz física y mental serán las encargadas de hacer que todo tu cuerpo comience a transformarse desde dentro hacia fuera.

Notarás en pocos días como tu vida va cambiando hacia una nueva forma de ver el mundo y eso se verá reflejado en tu físico más pronto que tarde.

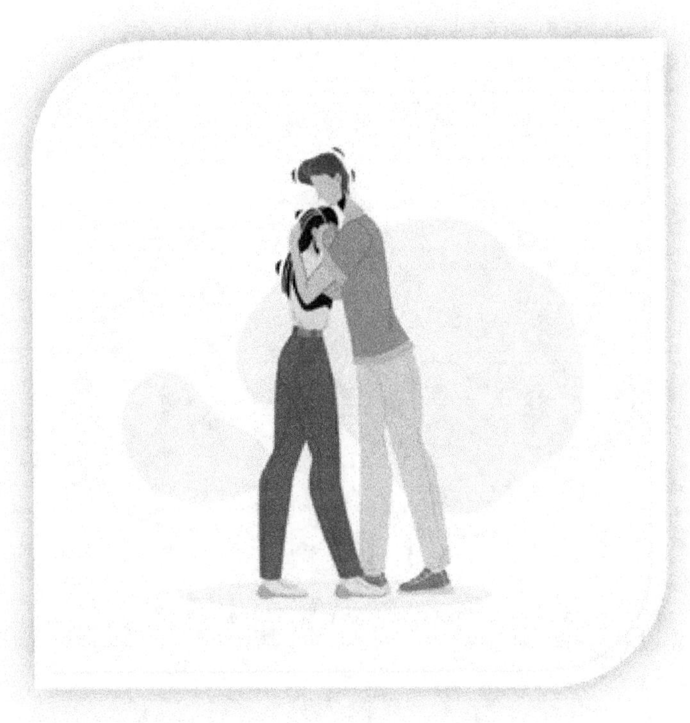

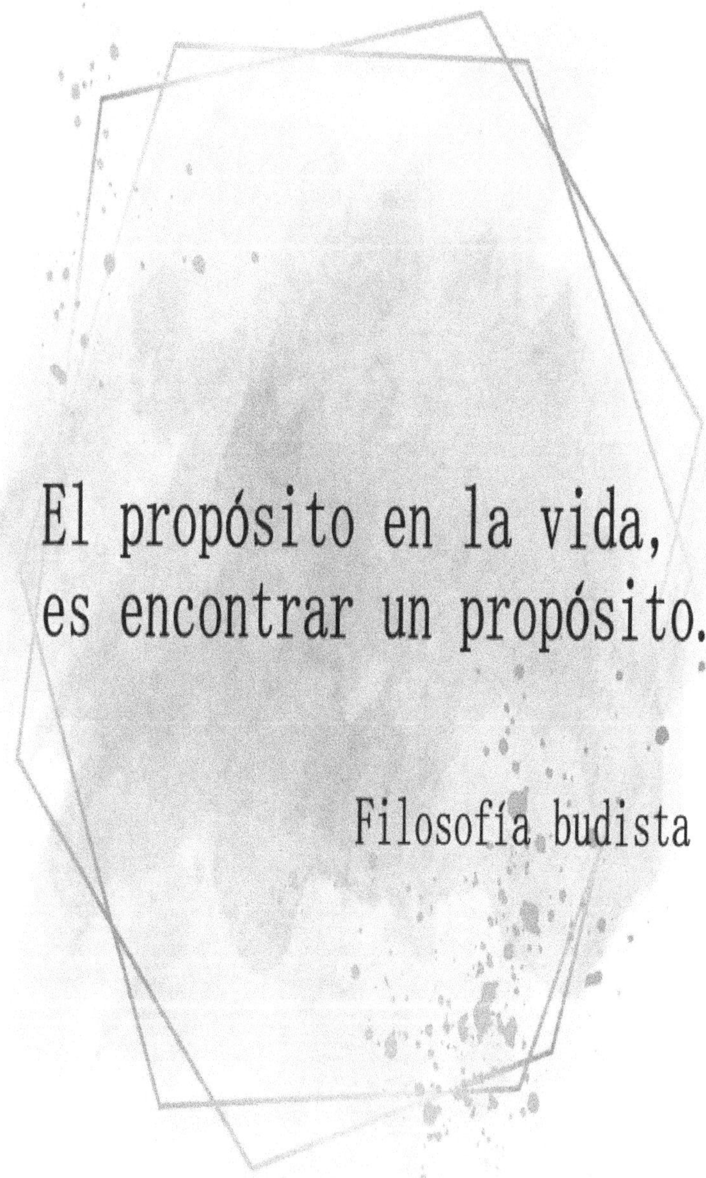
El propósito en la vida,
es encontrar un propósito.

Filosofía budista

EDUCANDO NUESTRO CUERPO PARA EL MÉTODO

Desde niños, la cultura nipona fomenta mucho el desplazamiento en forma física, es decir, sin automóviles. Hoy en día, sabemos que eso puede ser imposible por nuestro trabajo, hobbies, etc... Pero ojo, porque existen muchos momentos del día en donde sin darte cuenta podrías aprovechar para crear ese movimiento.

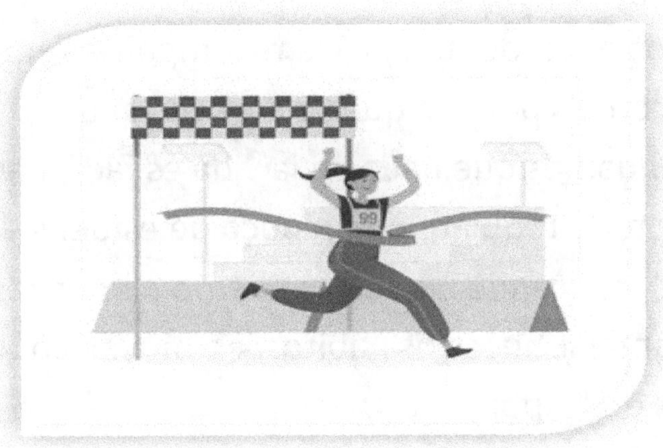

Y esa es parte clave : el movimiento natural.

Recuerda que puedes hacer todo lo que te propongas, aunque creas que es casi imposible.

Un ejemplo sencillo de aprovechar las situaciones del día a día para aumentar nuestro "movimiento natural", podría ser por ejemplo tener que subir a un segundo piso en ascensor, algo que lo podríamos hacer a pie. Otro ejemplo sencillo, lo podemos encontrar en que si tenemos que ir al cine con unos amigos, es posible hacerlo a pie y darnos este capricho.

Debemos entender que, toda recompensa requiere de una acción. Es por ello que es esencial que comprendamos que nada en la vida es fácil, nada se regala y todo requiere de un poco de esfuerzo. En realidad, educando a nuestro cuerpo no nos resultará difícil cambiar nuestros hábitos, en muy poco tiempo ya serás un "nipón".

El método para perder peso en si es sencillo, y lo puede realizar casi todo el mundo, es por ello que preparar nuestro cuerpo y mente para el cambio es esencial.

¿ CÓMO PREPARAR NUESTRA MENTE PARA EL MÉTODO ?

Es indispensable que antes de comenzar este método nos hagamos una serie de preguntas importantes cómo : ¿ realmente quiero cambiar mi vida ? ¿ voy a tener ganas de realizar pequeños cambios a mi forma de vivir que son lo que me han llevado a como estoy ahora ?

Recomiendo que nos sentemos o tumbemos en la cama, cerremos los ojos y nos pongamos a pensar en nuestro futuro. Si lo deseas puedes hacerlo ahora.

Te animo a realizar este pequeño ejercicio. Una vez que estés tumbado o sentado, cierres tus ojos y sientas como todo tu ser se está relajando. Ahora, necesito que pienses tanto en tu vida actual como en la futura que está por llegar. Esa vida que vas a tener llena de salud, llena de ilusión, llena de aceptación para tu autoestima con tu nuevo físico.

Es importante que nos visualicemos consiguiendo el objetivo, que sintamos ya el éxito como algo que ya se ha producido.

Piensa durante ese espacio dedicado para ti todos los proyectos y actividades que vas a poder hacer con tu nuevo cuerpo, con tu nueva vida, además del cambio en la salud tan grande que vas a notar. Siente el éxito dentro de ti.

Es importante que nos animemos todos los días por cualquier progreso que hayamos hecho, aunque sea mínimo, que sigamos viéndonos con el éxito ya conseguido, aunque todavía no lo hayamos logrado.

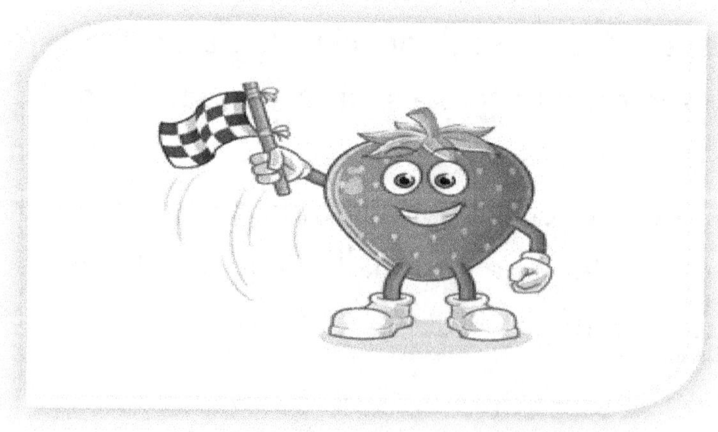

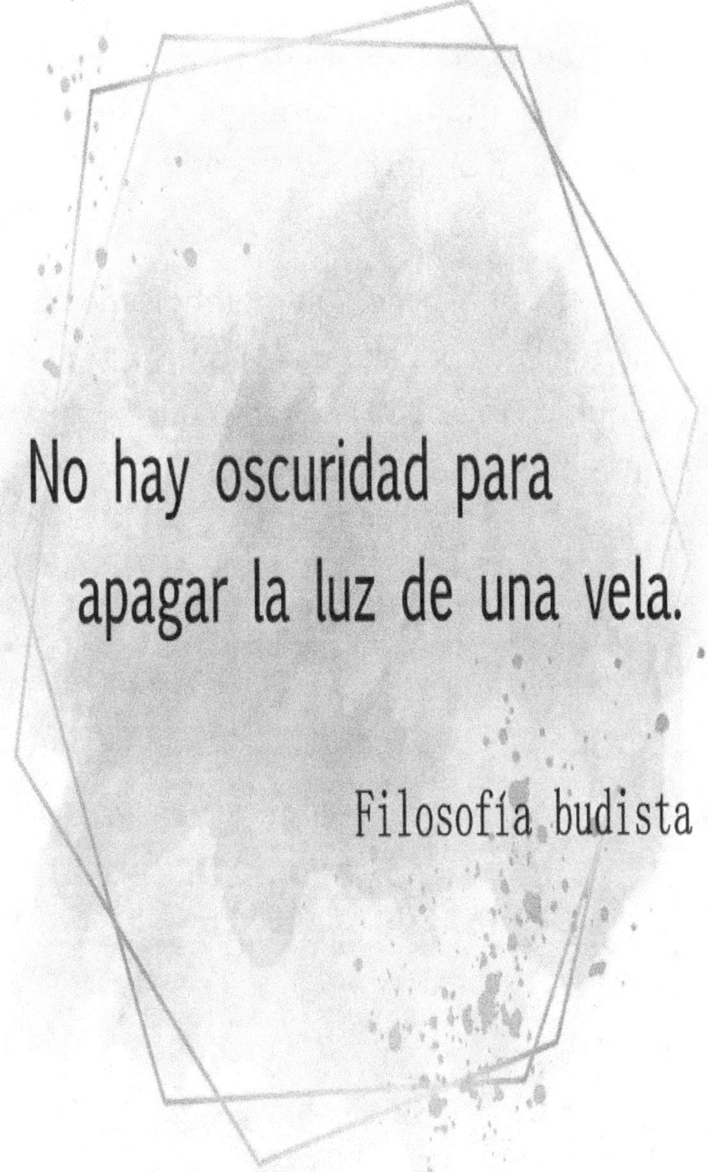

No hay oscuridad para
apagar la luz de una vela.

Filosofía budista

EL METABOLISMO Y ACTIVIDAD FÍSICA

El metabolismo es el conjunto de cambios químicos y biológicos que se producen continuamente en las células vivas de un organismo.

Como siempre se ha dicho : un metabolismo que sea rápido (activo) será ideal para el control de peso, al contrario que un metabolismo lento que suelen tener las personas más sedentarias.

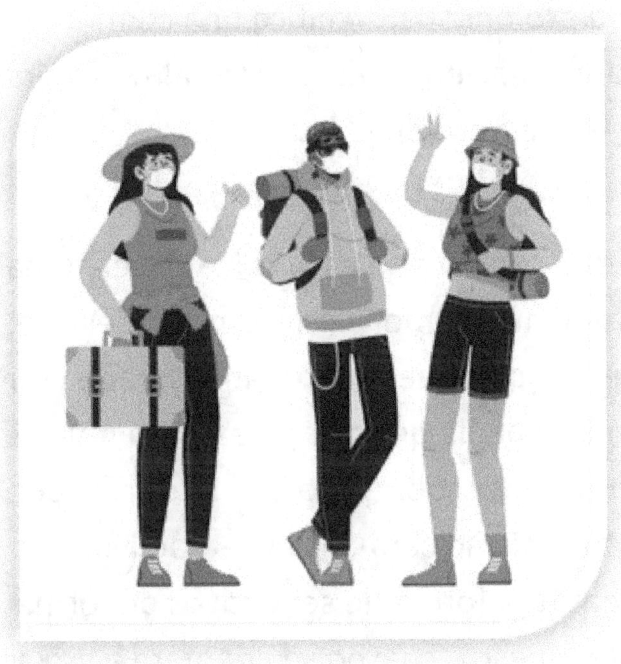

En muchos estudios, se ha podido observar que la actividad física es mucho más eficaz cuando se realiza de forma lenta pero seguida, es decir, sin interrupciones, en lugar de dejarnos la piel corriendo durante una hora de forma intensa.

Muchas personas trabajan y dicen estar todo el día en movimiento, pero no es así. Creemos que estamos activos (y en cierto modo es cierto) pero no mantenemos de forma prolongada un actividad aeróbica sensible. Cuando hablamos de actividad deportiva prolongada, significa una continuidad en lo que estamos haciendo, es decir, realizar cualquier cosa un tiempo prolongado.

La actividad continuada es la clave del éxito para el adelgazamiento, como veremos más adelante. Si conseguimos que nuestro metabolismo se convierta en una máquina de quemar grasa, será muy difícil que volvamos a tener sobrepeso en el futuro. Todo nuestro organismo será eficiente y activo. Una vez encontremos la forma de ser activos de forma constante, nuestro cuerpo se adaptará a esa situación y hará lo posible para que estés preparado para "tu nueva vida".

El ser humano siempre ha tenido la capacidad de adaptarse a cualquier situación, aunque pueda parecer casi imposible. Nos hemos adaptado a los climas más fríos y calurosos del planeta, hemos pasado grandes hambrunas y hemos superado multitud de cataclismos. El ser humano puede adaptarse a cualquier situación, puede cambiar todo su estilo de vida si lo desea.

¿ POR QUÉ TENEMOS SOBREPESO ?

Debemos tener en cuenta que hay muchos factores que influyen en que una persona tenga sobrepeso. Desde problemas físicos hasta psicológicos, sobre todo esto último. Aunque en gran medida el sobrepeso suele ser por malos hábitos de vida en el día a día que a veces ni nos damos cuenta.

Tenemos que comprender que el sobrepeso es una extensión de nuestro yo personal, de nuestra personalidad, de nuestras actitudes y modo de vida. Cuando una persona tiene sobrepeso suele haber algo detrás que no depende únicamente de la comida, desde problemas personales, fobias, estrés, etc... hasta una interminable lista.

Una parte que poca gente le presta atención, reside en cómo vivimos cada día. Mucha gente no se da cuenta la cantidad de horas que pasa mirando el teléfono móvil o viendo la televisión, si las sumara, se asustaría. Entre el teléfono móvil y la televisión, una persona de promedio puede pasar hasta 5 horas viendo una pantalla. A esto habría que sumarle otras horas del día en las que también estamos sentados o tumbados. Si hacemos cálculos, seguramente estemos activos poco menos de 1 hora al día.

Como consejo, sugerimos llevar alguna app de control de distancia, velocidad y calorías de tu ejercicio. Ayuda mucho la tecnología.

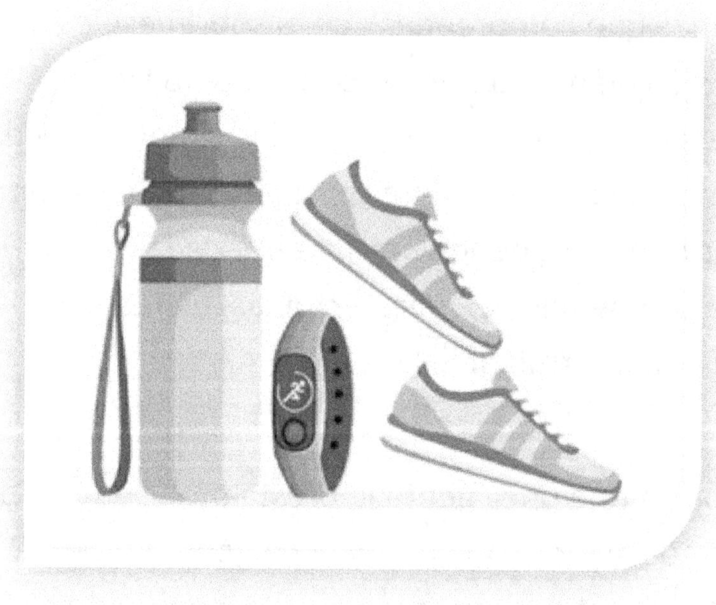

Y esta esta es una parte fundamental del método, el vivir activos sin convertirlo en un deporte.

Vivir activos no quiere decir que estemos todo el tiempo moviéndonos como si hubiésemos perdido la cabeza, ser activos es una actitud, una forma de vivir. Tener actividades con algún grupo es ser activos, realizar un pequeño paseo caminando, es ser activos, ir a visitar a algún amigo es ser activos.

Por desgracia, vivimos en una sociedad muy materialista donde la personalidad y las buenas cualidades de las personas no son suficientes para poder ser bien vistos. Esto ha creado una visión del mundo abstracta, donde por un lado se nos educada para valorar a las buenas personas y por otro se hace todo lo contrario. Es muy habitual ver a gente de éxito social que son malas personas pero que su estatus los hace admirables a los ojos de muchos otros. Esto produce un choque entre lo que opinamos que es bueno y lo que la sociedad en general cree.

Debemos de pensar en todos nuestros problemas y darles un peso inferior al que tienen. Centrarnos en nosotros mismo y, mediante una aceptación propia, comprender que tenemos nuestras virtudes y también nuestros defectos. Tenemos muchas virtudes, que no se nos olvide.

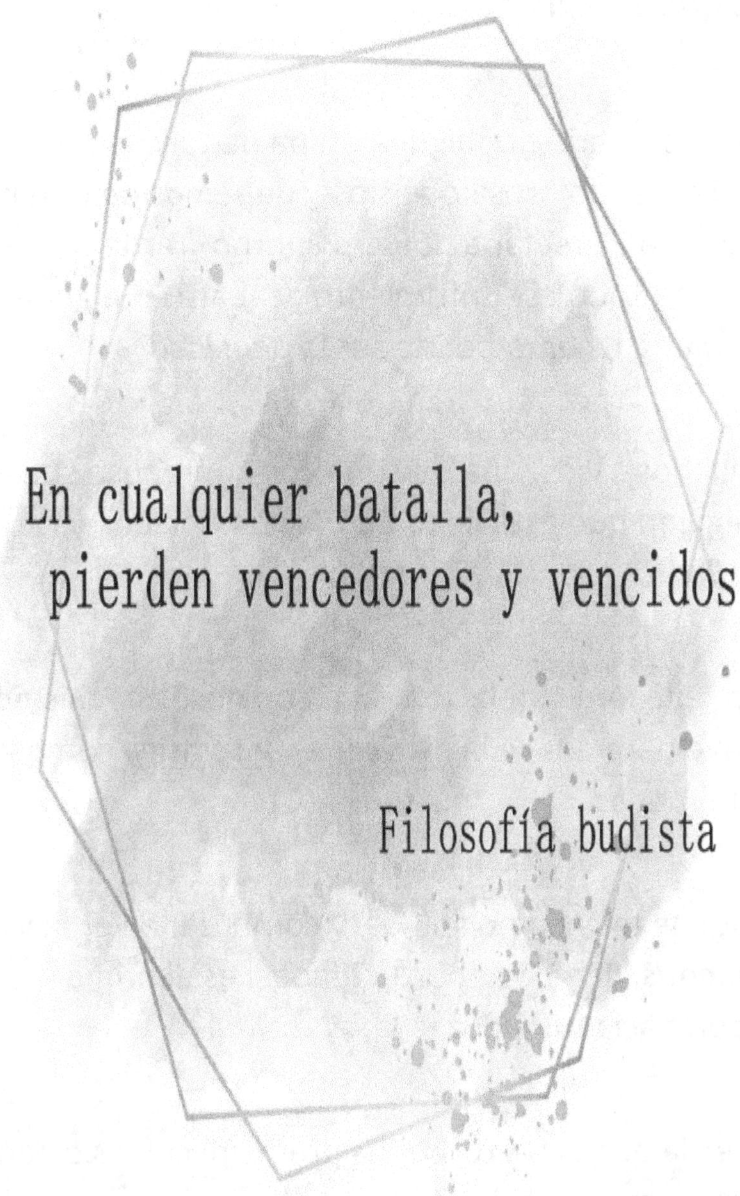

En cualquier batalla,
pierden vencedores y vencidos.

Filosofía budista

VER LA VIDA COMO UN PELIGRO CONSTANTE

Si estás pasando por alguna etapa de tu vida complicada, dolorosa o ansiosa, debemos de entender que eso va a afectar a nuestro cuerpo. Tarde o temprano todo ese sufrimiento acabará en alguna enfermedad, como podría ser la obesidad.

En muchos casos, una persona con sobrepeso suele ser alguien que está lleno de tristeza, miedos y/o ansiedad.

Es por ello que la relación sana con nosotros mismos, es clave para una vida más sana tanto física como mentalmente.

Aceptarse tal y como somos, y comenzar a ver la vida sin miedos, llena de oportunidades, es el primer eslabón hacia tu nueva vida.

Recuerda que : casi todas tus preocupaciones están sobrevaloradas, casi todo lo que te preocupa es más grande en tu cerebro que lo que realmente es o será en el futuro.

La palabra preocuparse, significa ocuparse de algo previamente, es decir, ver un posible problema futuro. Este tipo de pensamientos enfermizos lo único que va a provocar es que tengamos a nuestro cuerpo en tensión liberando multitud de hormonas que van a impedir que logremos nuestro objetivo de perder peso. Entre estas hormonas tan horribles, nos encontramos con el Cortisol, una hormona que aumenta su presencia cuando tenemos estrés. Esta hormona en exceso provoca todo tipo de problemas coronarios, además de dificultar la pérdida de peso.

Es el momento de que te alejes POR COMPLETO de esos pensamientos tan negativos y empieces a educar poco a poco a tu mente a ver todo lo bueno que está a punto de pasarte.

¿ QUÉ COMEN LOS JAPONESES ?

La cultura culinaria japonesa es de las más antiguas con una rica variedad. Pero, más que QUÉ comen habría que estudiar CÓMO comen.

Esta cultura tan fantástica tiene muy arraigada la forma en la que se alimentan.

Sin duda, tienen una manera de comer un tanto especial, en donde se relajan comiendo, mastican los alimentos decenas de veces y tratan de no pensar en ningún problema mientras realizan todo esto. Es un momento de relax y no de prisas.

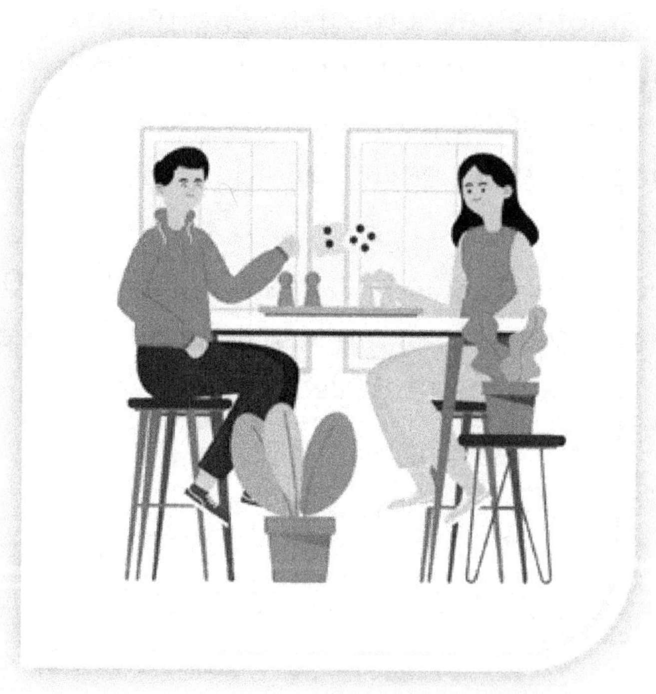

Se sabe que nuestro cuerpo necesita de unos minutos para sentirse lleno, es por ello que si comemos rápido creeremos que seguimos teniendo hambre. Si comemos lento llegará un momento en el que sentiremos que estamos saciados antes de que hayamos terminado nuestro plato.

El arroz es el alimento básico y fundamental en la dieta japonesa. Algo que mucha gente podría pensar que es perjudicial para el control de peso (por su alto contenido hidratos de carbono) sin embargo, para ellos este cereal es esencial. Es la base de su alimentación. El arroz le otorga esa energía necesaria para el día a día.

Pero, ellos no comen solo arroz, sus principales alimentos suelen ser : pescado, fruta, verdura y mucha legumbre. Además de que reducen enormemente el consumo de lácteos, carne y azúcares.

Los desayunos son todo un espectáculo. Un buen desayuno japonés debe de estar compuesto de multitud de platos, entre los cuales destacan sopa, arroz, verduras, etc...

A la hora de cenar suelen elegir un horario que no pasa de las 9 de la noche y suelen ser cenas mucho más ligeras que el resto de las comidas.

Otra de las características a destacar, está en que sus porciones no suelen ser muy grandes. Además, es algo muy habitual el dejar parte de la comida en el plato, es extraño que un japonés vacíe todo su plato de comida. No abandonan el plato cuando ya se sienten satisfechos, sino que dejan de comer cuando están "casi" llenos. Ellos saben que, a medida que se vaya produciendo la digestión no tendrán hambre en los próximos minutos.

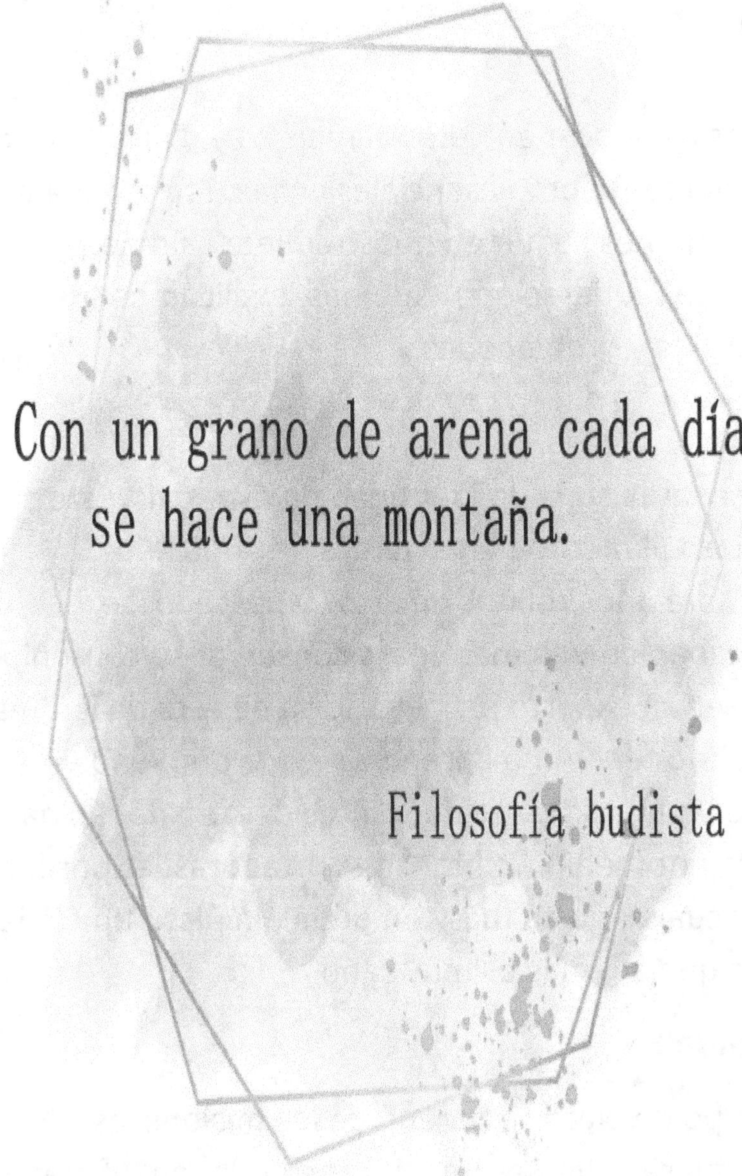

Con un grano de arena cada día,
se hace una montaña.

Filosofía budista

LOS ALIMENTOS QUE MÁS SE CONSUMEN EN JAPÓN

Vamos a conocer aquellos alimentos y platos que son considerados como esenciales en la cultura japonesa y que podemos incluir en nuestra dieta (siempre que se haga con moderación). Además, explicamos sus beneficios y propiedades.

Sushi

El sushi es la seña de identidad de este país. Este delicioso alimento tiene ya más de 2000 años. Mediante unos rollitos de arroz y pescado, se enrollaban en una masa para conservar su contenido. Para ser un experto en la creación de esta delicia, es necesario tener una aprendizaje que dura años. Existen multitud de restaurantes de comida rápida donde por medio y cintas trasportadoras, es posible elegir cuál te gusta más. Sin duda, un plato típico de Japón que además es muy sano.

Tempura

Este tipo de plato se heredó de los misioneros portugueses que desembarcaron en Japón. El método consistía en freír marisco y verduras, posteriormente

Japón fue modificándolo para acompañarlo con arroz.
Es un plato exquisito muy habitual en este país y
también muy sano, siempre y cuando no se abuse de
él.

Ramen

Esta maravillosa sopa de noodles es uno de los platos
más populares de Japón. Es muy habitual entre los
estudiantes por su precio. Se trata de unos fideos
finos acompañados de carne, algas y cebolla verde. Un
plato delicioso que es muy habitual en este país. Es el
plato típico que aparece en muchas películas en
donde se hace mención de Japón.

Soba

Se trata de un plato de trigo sacarreno, son parecidos
a los espaguetis de un color grisáceo, están cubiertos
de una salsa a base de soja. Son deliciosos y muy
nutritivos.

Udon

Seguimos con los noodles y en este caso con la
variedad del Udon. El caldo es la base de este plato y
es acompañado de cebolla, tempura o tofu.

Takoyaki

Hablamos de las bolitas rellenas de calamar, col y camarones. Es el típico plato que se come a toda prisa cuando estás en turno de trabajo o quieres comer algo que no tenga demasiadas complicaciones a la hora de cocinarlo.

Onigiri

Este plato es muy sugerente. Se compone de arroz cocido acompañado de varias clases de salsa. Se suele rellenar con ingredientes variados salados o agrios, finalmente se envuelve en un alga deshidratada.

Okomomiyaki

Este alimento también es muy popular, se parece mucho a la comida mexicana. Consiste en una tortita que podemos rellenar con distintos alimentos como : ajo frito, cerdo, huevo, cebolla, etc... Es un alimento que es muy popular en la comida rápida japonesa y además se suele abusar de él.

Yakitori

Este alimento consiste en unas brochetas de pollo. Se suele hacer con distintas partes del pollo. Es acompañado de una deliciosa salsa a base de cebolla y especias seleccionadas de alta calidad.

El té verde

El té verde es una de esas plantas que enamoran a los asiáticos. Su uso está enormemente extendido entre los japoneses y probablemente sea parte de su secreto para mantenerse jóvenes y delgados.

Proviene de la planta Camellia Sinensis. Muy famosa en China. Los marineros la trasportaban en grandes cantidades en sus barcos como parte de su alimentación. La razón era que contenían grandes cantidades de Vitamina C esenciales cuando se hacían largos viajes navales.

Esta planta posee propiedades antioxidantes, antiinflamatorias, estimulantes, antioxidantes, hipoglucemiantes, anti obesidad, anticancerígenas, diuréticas y antivirales.

Al tener teína (entre otros) puede producir cierto nerviosismo en algunas personas, es por ello que debemos de probar primero si nos produce algún efecto no deseado.

Los japoneses aman esta planta y su consumo es muy abundante. La podemos encontrar en su desayuno y también después de las comidas. Es una bebida que se puede tomar tanto fría como caliente.

Se ha demostrado que el té verde es un excelente diurético, algo que es muy importante para personas que retienen líquidos.

Esta planta milenaria es, junto con el arroz, la base de la alimentación japonesa. Es interesante recalcar que su consumo también está ligado con cierta dosis de sociabilidad, es decir, se toma como ritual en muchos casos, convirtiendo su consumo en una forma de relacionarse con los demás.

Si al final lo incluimos en nuestra dieta, notaremos rápidamente sus efectos en nuestro organismo. Sus virtudes están más que demostradas y puede ser una gran ayuda para nuestro control y pérdida de peso.

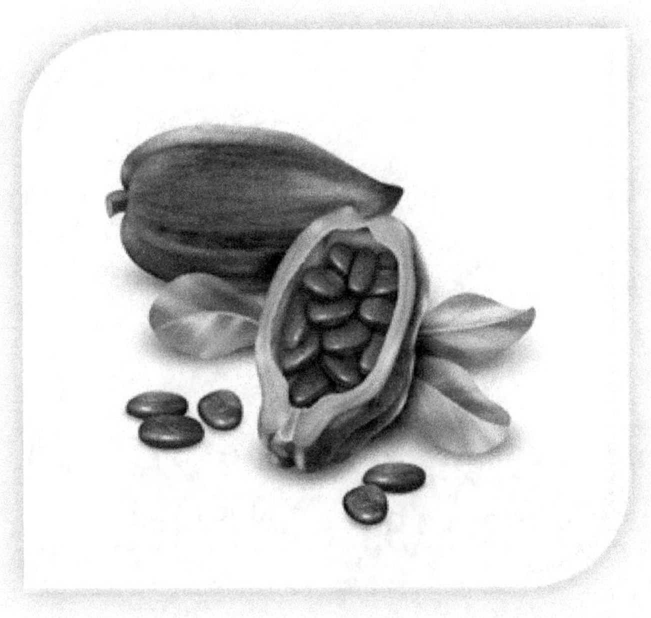

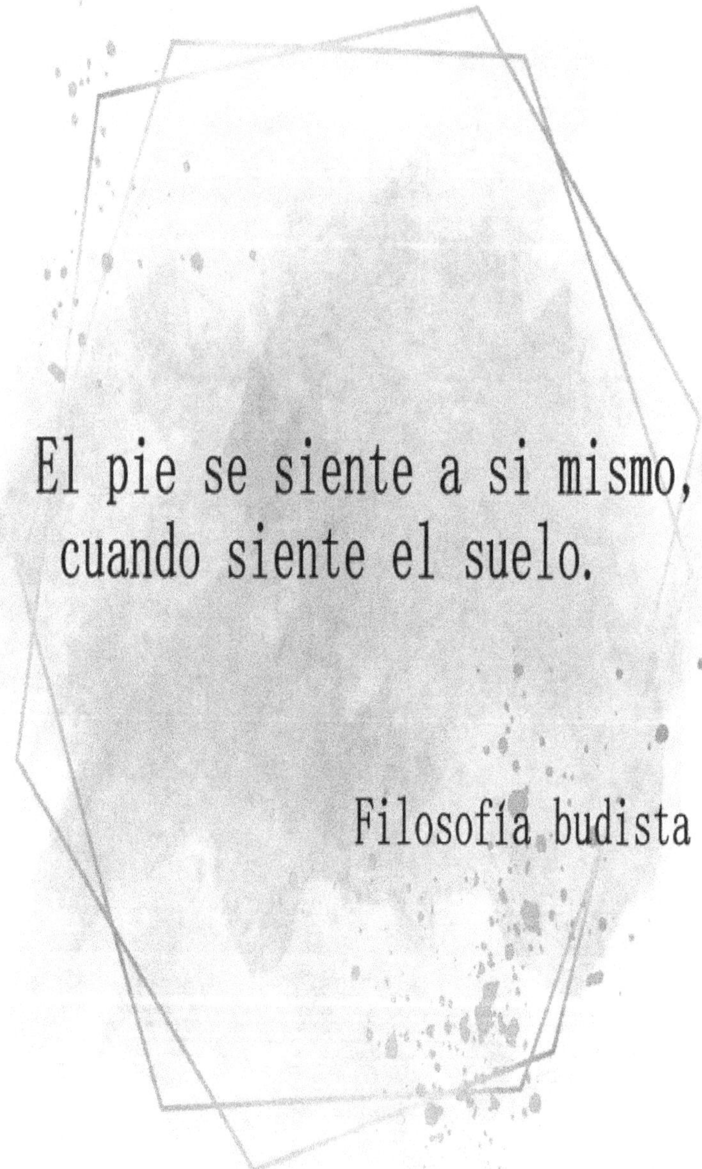

El pie se siente a si mismo,
cuando siente el suelo.

Filosofía budista

EL EJERCICIO

Nos adentramos en una de las partes más importantes de este libro, el ejercicio.

Lo primero que debemos de comprender es que, cuando hablamos de ejercicio, no quiere decir que nos matemos en el gimnasio y nos derritamos sudando. El ejercicio, tal y como lo entienden los japoneses, radica en tener una vida lo más activa posible, en ser conscientes de que nuestro cuerpo está diseñado para moverse y no para estar decenas de horas sentados frente a una pantalla.

Desde la antigüedad, el ser humano ha tenido que luchar contra multitud de adversidades, entre ellas la falta de alimento. Tenían que cazar o morían. Sin duda su condición física debía ser la más óptima posible porque tener sobrepeso podría significar la diferencia entre cazar o no hacerlo, entre vivir o morir.

Caminar es un ejercicio que aman casi todos los japoneses (además de montar en bici). Caminar es un deporte sencillo, práctico y sobre todo muy eficaz para la pérdida de peso. Solo con andar una hora al día y mantener un estilo de vida activo, es más que suficiente para empezar a activar el metabolismo y acelerar la pérdida de peso. El ejercicio es esencial, y en pequeñas cantidades todos los días es muy beneficioso.

Nuestro cuerpo necesita moverse, con el movimiento generamos instantáneamente endorfinas y en muchos casos oxitocina, hormonas encargadas de la felicidad que además generan mucha calma.

Caminar debe de ser tu compañero a partir de ahora ya que te sentirás mucho mejor contigo mismo.

Tenemos que dar una importancia enorme al ejercicio, tanto como terapia física como mental. Debemos de borrar de nuestra cabeza la idea de que realizar ejercicio es algo pesado en donde tenemos que pasar por malos momentos de esfuerzo.

El ejercicio como se entiende en Japón, es una forma de vida, es la forma natural de expresar nuestro cuerpo.

Estar tumbados durante horas es algo que está muy mal visto por la cultura japonesa, pero no por temas de salud, sino porque no entienden la vida en donde no estás aprovechando el tiempo que te queda en este mundo. Nuestro tiempo es muy limitado.

Para los japones, la montaña y el campo son los lugares favoritos. Existen auténticas bellezas naturales en Japón donde los nipones salen a pasear en familia durante grandes caminatas.

El ejercicio es pues esencial para el buen desarrollo de nuestro cuerpo y mente. Pasear al menos una hora todos los días debe de ser algo obligatorio en nuestras vidas. Debemos de encontrar lugares donde nos sintamos bien, en armonía con nuestros gustos. En esos lugares debemos de respirar y sentir todo lo que nos rodea como una forma de sentirnos plenos con la naturaleza.

Simplemente el caminar es un excelente ejercicio que te servirá, además de para perder peso, para regular la presión arterial, prevenir enfermedades coronarias, aumentar tu estado de felicidad y calma. No solamente eso, sino que está demostrado que embellece nuestro cuerpo haciéndolo más bonito y esbelto. Es sin duda uno de los ejercicios más completos que puedes realizar sin mucho esfuerzo.

Aprovechar cualquier oportunidad que tengamos para movernos es esencial. Por ejemplo, si tienes que ir a hacer la compra y sueles hacerlo con algún vehículo, también puedes valorar la posibilidad de hacerlo tu mismo caminando. O si vives en un piso bajo, puedes aprovechar para subir a tu hogar por las escaleras. Cualquier situación puede ser una excusa ideal para mantenernos lo más activos posibles.

El ejercicio continuado hará que poco a poco tu cuerpo se vuelva activo y necesitarás de tu paseo diario para poder ser feliz.

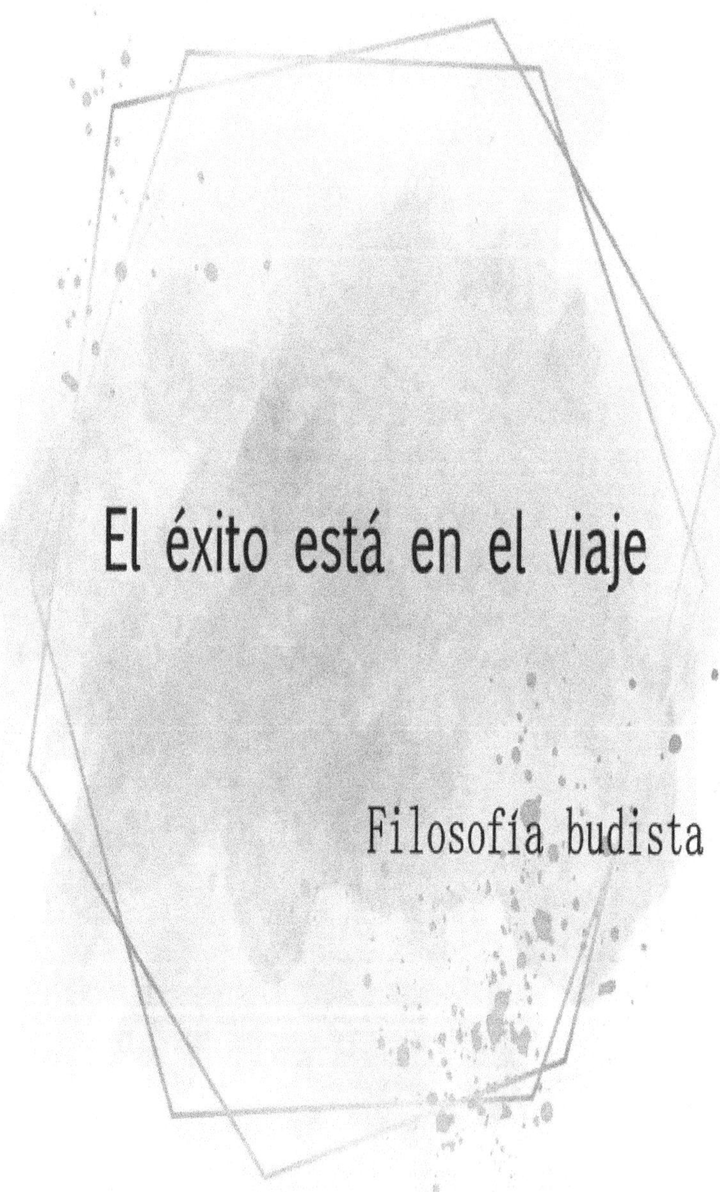

El éxito está en el viaje

Filosofía budista

EL EJERCICIO Y EL EFECTO EPOC

Los japoneses conocen muy bien este efecto. El efecto EPOC es lo que se produce después de realizar ejercicio. Es el proceso por el cual nuestro oxígeno es absorbido, transportado y utilizado, desde el momento en que el ejercicio ha acabado hasta volver a nuestro estado normal. Es decir, todo lo que ocurre justo después de realizar ejercicio.

¿ Qué entendemos por ejercicio y EPOC ? Mucha gente se asusta cuando escucha la palabra ejercicio, pero en realidad esto puede ser simplemente levantarse del sofá e ir a la cocina.

Caminar es un excelente ejercicio, a mi gusto mucho mejor que correr. Durante años me dediqué al atletismo, en donde practicaba sobre todo carreras como el Maratón o Triatlón, pero algunas lesiones me alejaron de este deporte.

Entonces comencé a acercarme a la moda de caminar, sobre todo largas caminatas. Caminar me ayudó muchísimo a la pérdida de peso y es algo que puede resultar muy divertido si elegimos bien una buena ruta, música y compañía (aunque hacerlo solo también puede ser muy divertido).

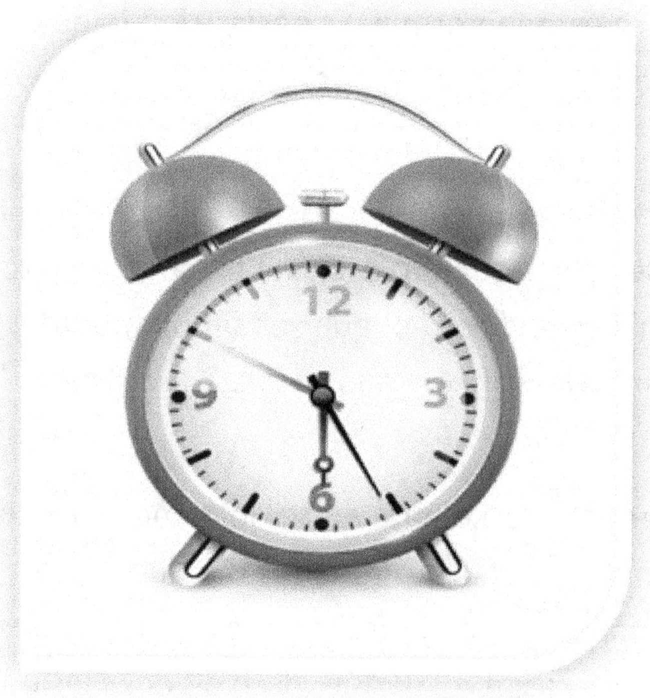

Caminar es un gran precursor de las endorfinas (las hormonas de la felicidad) además de que ayuda a regular tu presión arterial y a encontrarte mejor contigo mismo.

Caminar tiene un efecto sedante, porque calma todo tu cuerpo y mente. Además, notarás que te dará más energía para tu día a día.

Es un antidepresivo muy eficaz, pero sobre todo es ideal para perder peso con solo 1 hora al día de forma continuada.

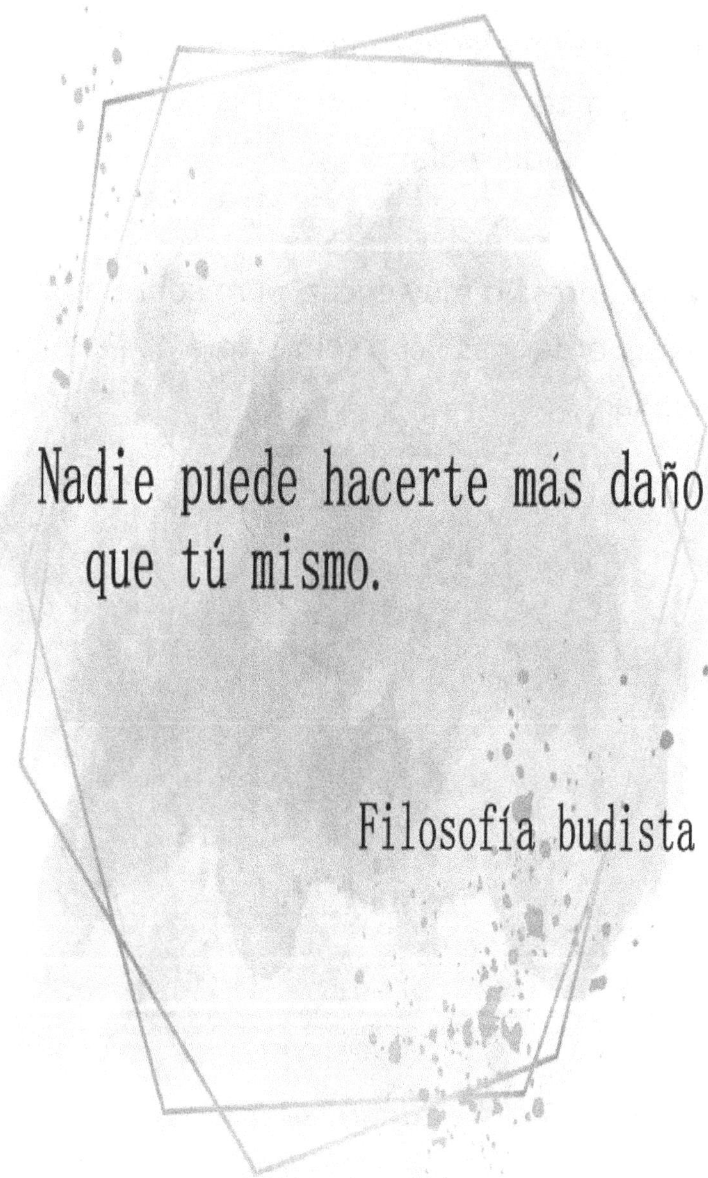

Nadie puede hacerte más daño
que tú mismo.

Filosofía budista

MI PESO IDEAL

Aunque el peso ideal difiere de unas personas a otras (constitución corporal, características físicas, etc...) sí podemos conocer con cierta orientación cuánto peso nos sobra. Para saberlo he preparado esta tabla basada en la altura donde podrás atisbar el camino que te falta para tu peso ideal :

EN HOMBRES :

150 cm = 41-50 kg

152 cm = 43-43 kg

155 cm = 46-56 kg

160 cm = 51-62 kg

162 cm = 54-65 kg

165 cm = 55-68 kg

168 cm = 58-71 kg

170 cm = 60-74 kg

173 cm = 63-77 kg

178 cm = 68-83 kg

180 cm = 70-86 kg

183 cm = 73-89 kg

185 cm = 75-92 kg

188 cm = 78-95 kg

191 cm = 80-98 kg

194 cm = 85-104 kg

198 cm = 88-107 kg

EN MUJERES :

150 cm = 38-48 kg

152 cm = 41-50 kg

155 cm = 43-53 kg

160 cm = 47-58 kg

162 cm = 49-60 kg

165 cm = 51-63 kg

168 cm = 53-65 kg

170 cm = 55-68 kg

173 cm = 57-70 kg

178 cm = 61-75 kg

180 cm = 64-78 kg

183 cm = 65-80 kg

185 cm = 68-83 kg

188 cm = 69-85 kg

191 cm = 72-88 kg

194 cm = 73-90 kg

198 cm = 78-95 kg

Como podemos ver, el peso ideal varía entre sexos, constitución física, etc... por lo tanto es solo orientativo, pero nos podemos hacer una idea aproximada de lo que nos sobra.

¿ CÓMO ACTUAR PARA PERDER PESO ?

Si hemos leído gran parte de este libro, nos habremos dado cuenta de dos factores : por un lado la importancia que tiene el sentirnos activos y por otro la importancia del factor psicológico, es decir, la meditación, la forma optimista de tomarnos la vida y el no crearnos un mundo lleno de peligros que lo único que va a producir es una situación de ansiedad constante.

Los japoneses saben que esto es esencial y, si se hace hincapié a estos factores, no será necesario ninguna dieta para obtener un peso óptimo, nuestro cuerpo automáticamente irá habituándose a un estado correcto de existencia y a verse reflejado en nuestro físico.

La alimentación es importante, aunque no lo principal. Nuestro cuerpo necesita alimentarse y si tenemos hambre debemos de darle el combustible que nos está pidiendo.

Cuando hablamos de alimentación, debemos de entender que no es necesario hacer una dieta para conseguir nuestro objetivo de pérdida de peso, pero, obviamente no podemos maltratar a nuestro cuerpo con alimentos que sabemos muy bien que no van a darnos los nutrientes necesarios y lo que es todavía peor : nos van a aportar cosas nocivas que no queremos. Podemos entender una alimentación coherente cuando nos damos algún capricho como por ejemplo comer algún dulce, pero una alimentación no sería coherente si lo que consumimos es una alta cantidad de azúcar todos los días, eso no son caprichos, sino una mala alimentación.

Alimentarse bien no significa pasar hambre, esta idea debemos de olvidarla lo más pronto posible. Alimentarse bien puede ser maravilloso. Comer lo que nuestro cuerpo nos pide es esencial. Pero siempre desde un punto de vista sensato, sin sobrepasar una serie de alimentos (grasos, azucarados, etc...) que sabemos que nos van a hacer más mal que bien.

Por lo tanto, a la hora de comer debemos de quitarnos el miedo a ello. No te preocupes, nuestro cuerpo está preparado para alimentarse, está preparado para gestionar esa comida que estás introduciendo en tu organismo.

Lo ideal es que localices aquellos alimentos que sabemos que no te van a aportar nada bueno, ya sea bebidas azucaradas, dulces, etc... Son alimentos que puedes comer, pero no tenerlos como la base de tu alimentación.

Lo correcto sería comer sobre todo : frutas, verduras, legumbres, pescado y cereales. Intentando reducir los dulces, alimentos grasientos y similares.

En realidad, la alimentación nunca debería de preocuparte mientras sea sana y necesaria. Es más bien una actitud a la hora de elegir qué comer.

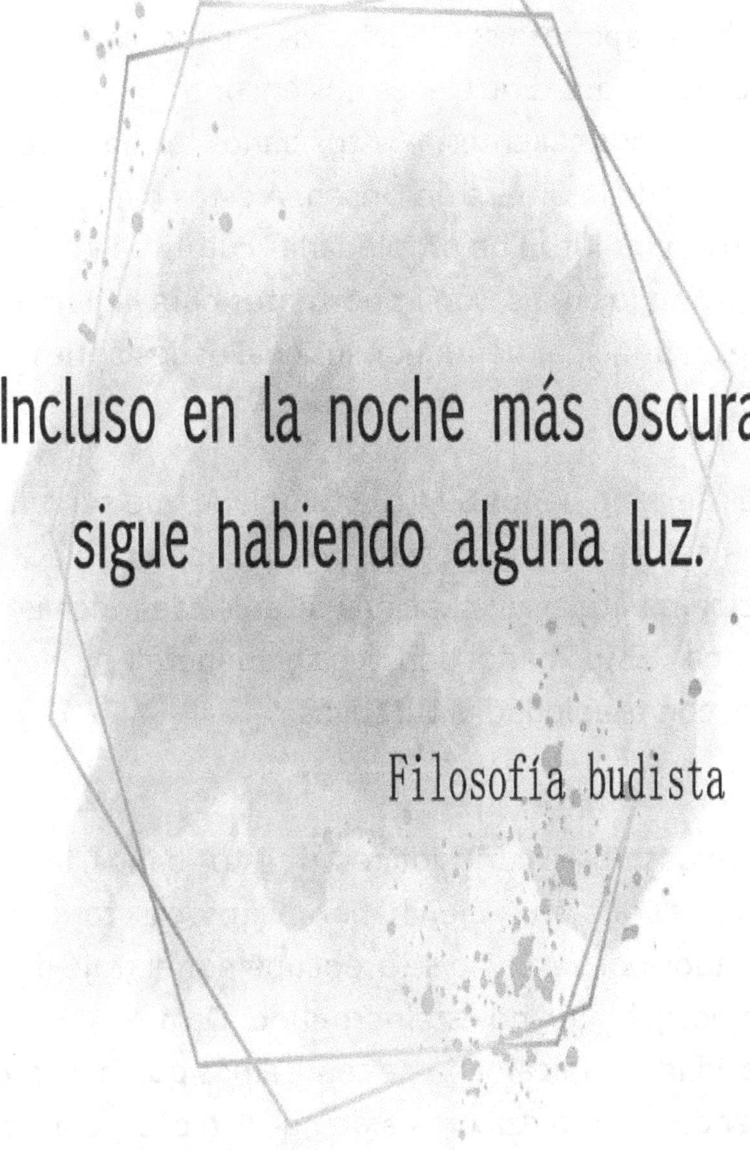

Incluso en la noche más oscura,
sigue habiendo alguna luz.

Filosofía budista

LOS BAÑOS TERMALES EN JAPÓN

La cultura japonesa se caracteriza por sus tradiciones y peculiaridades. Entre ellas nos encontramos los famoso baños calientes. A estos baños termales se les conoce con el nombre de Onsen. A estos baños se les atribuyen multitud de propiedades curativas y, aunque no lo creáis, son importantes para la pérdida de peso, principalmente por sus cualidades antiestrés.

Los Onsen son baños de agua templada que surgen de forma natural de muchos lugares de Japón debido principalmente a su situación volcánica de muchas de sus zonas. Estos baños son ricos en minerales y, según dicen, con propiedades curativas.

Existen bastantes curiosidades en estos baños, la primera es que no suelen haber mixtos, casi todos son separados por sexo. No se preocupe por el traje de baño porque aquí no está permitido. Otras curiosidades radican en que tendremos que hacernos una enorme limpieza previa de nuestro cuerpo antes de entrar en estos baños, todo ello mediante las diferentes secciones que existen antes de entrar en el baño termal.

¿ Por qué son importantes estos baños para el control de peso ? La razón es muy sencilla, cuando estamos cansados o con estrés, nuestro cuerpo nos pide automáticamente algo para combatirlo. Casi siempre suele ser comida. Estos baños proporcionan una experiencia única que relaja los músculos y la mente además de contribuir al control de la presión arterial.

Obviamente, no todos tenemos acceso a un baño termal, pero ¡ no está todo perdido !. Nosotros podemos crear nuestra propia terma, obviamente no será igual, pero sí tendrá grandes similitudes con la japonesa.

Lo primero que deberemos hacer, será encontrar un hueco en el día que esté destinado para nosotros, para nuestro relax y nuestra paz interior. Una vez tengamos ese espacio de tiempo tan valioso, prepararemos una bañera con abundante agua, perfumaremos esta con grandes esencias y aromas, la calentaremos lo máximo posible (sin llegar a quemarnos) y nos introduciremos en ella como mínimo 10 minutos. En ese espacio de tiempo, se recomienda respirar despacio, estar profundamente relajado y olvidar cualquier mínimo problema de tu día a día.

Se recomienda beber mucha agua antes de entrar porque estos baños pueden provocar deshidratación o alguna bajada de presión arterial.

Estos baños son ideales si lo que buscamos es una total paz interior y sobre todo, cargar nuestras pilas para la jornada siguiente. Son muy recomendables.

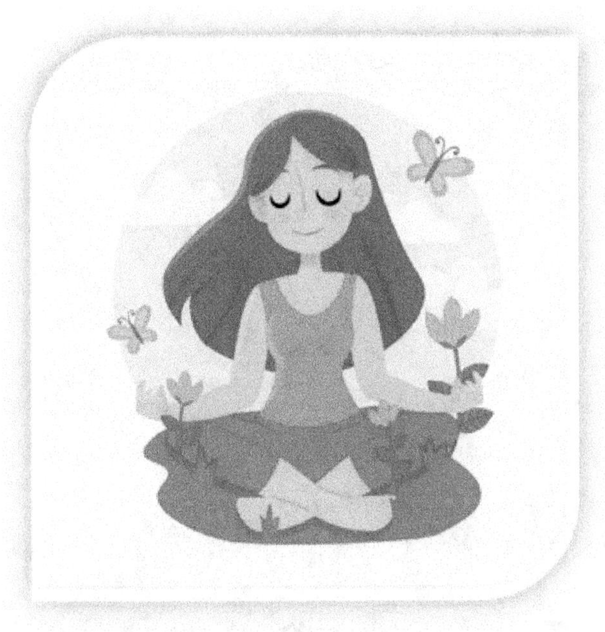

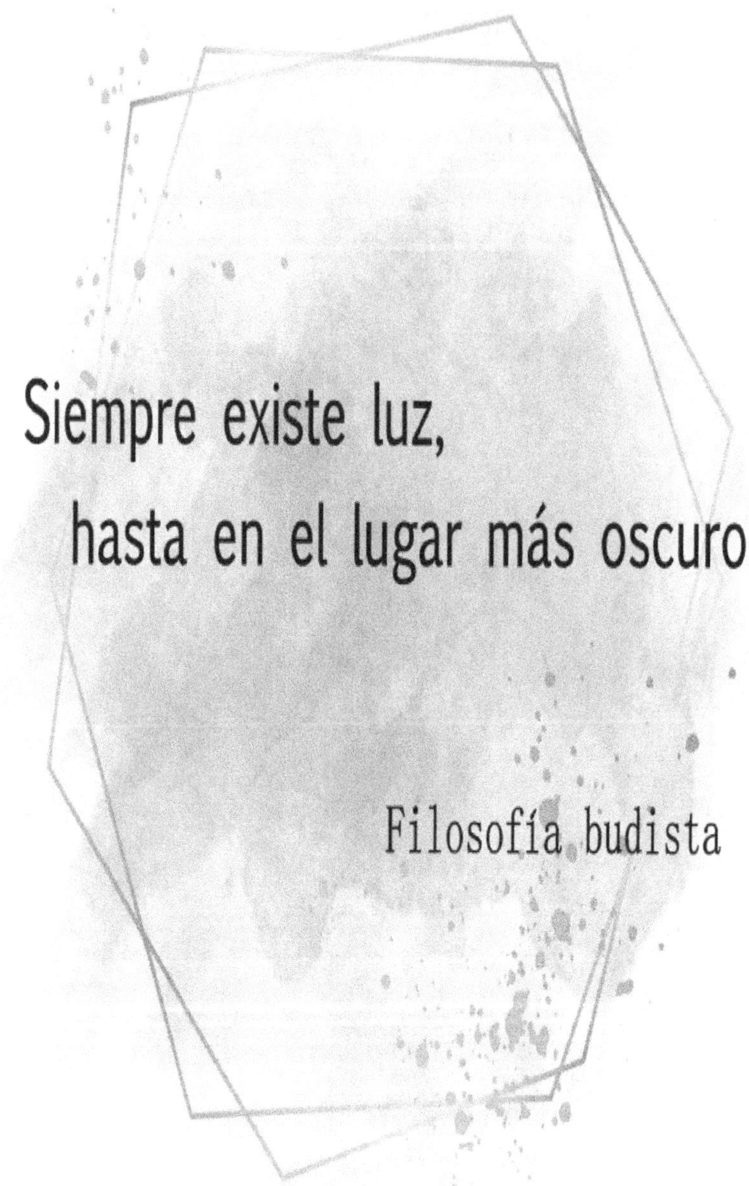

Siempre existe luz,
hasta en el lugar más oscuro.

Filosofía budista

Si eres de occidente y viajas a Japón, te van a parecer los japones seres de otro mundo. El respeto y hospitalidad son la base de su cultura.

Esta forma de ser en general, es algo que se va traspasando de generación en generación haciendo a los japoneses únicos en su forma de relacionarse tanto con ellos mismos como con el mundo que les rodea.

Empecemos por la familia. En primer lugar, existe una jerarquía y una forma de actuar que les diferencia del resto, y es que en la vida familiar japonesa existe un estatus en cada miembro que los hace únicos. Por ejemplo, a la hora de comer es habitual que la persona de mayor edad comience ella. Esta jerarquía también se traspasa a diferentes situaciones o lugares. Por ejemplo, en los baños termales, la persona de mayor edad se meterá al agua primero, seguido del orden de edad de los miembros de la familia.

En Japón, la avanzada edad está muy bien vista. A las personas mayores se les considera sabios y tienen un peso familiar enorme. Son personas que se las ve como guías o consejeros familiares. Se dice que muchas decisiones importantes son consultadas antes a los miembros de mayor edad de la familia. Estas personas gozan de una posición familiar que los convierte en los seres más importantes del núcleo familiar. Algo que por desgracia no ocurre en otras culturas como bien sabemos.

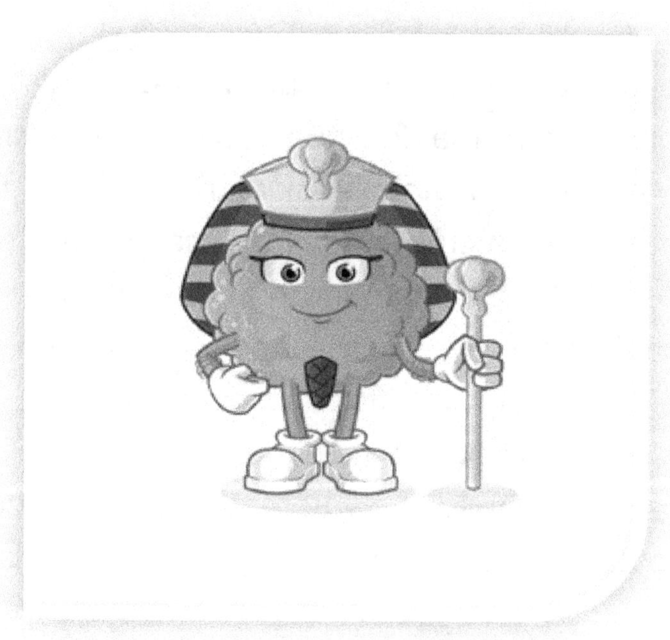

La forma de socializar entre amigos es también digna de mención. Entre ellos existe una cultura de grupo muy sólido, en donde es muy habitual que, si tienes una congregación de amigos desde joven, estos te duren para siempre. Estos grupos tienden a cerrarse a nuevos miembros hasta que encuentran la confianza suficiente para que esa persona pueda entrar en sus grupos. Aunque, no debemos de caer en el error de pensar que aquellos foráneos del grupo son maltratados, al contrario, esta cultura abre su mente y corazón a nuevas personas para que poco a poco formen parte de su grupo de amigos más íntimo.

En el terreno del amor nos encontramos con multitud de curiosidades. Empezaremos por decir que en este país una relación seria raramente empieza a edades tempranas. La mayoría de los adolescentes son muy recatados a la hora de demostrar amor o de exhibir a su pareja, es algo que se reserva para mucho más adelante. Cuando una pareja empieza a salir por primera vez, es habitual que lo hagan con su grupo de amigos y raramente están solos.

A medida que se llega a la edad adulta, las parejas comienzan a tener mucha más solidez, aunque siguen sin ser demasiado proclives a mostrar su amor en público. Las parejas japonesas pueden estar saliendo de "amigos especiales" durante muchos años hasta que al final se deciden a ser pareja. Es muy habitual que la primera relación sexual se produzca pasados los 20 años en este país, lo que les convierte entre los países que más tardío se produce un encuentro sexual por primera vez.

La cultura japonesa se caracteriza por multitud de detalles que la hacen tan especial. No debemos de olvidar su relación con el mundo. Los japoneses aman la naturaleza, les encanta visitar multitud de lugares llenos de naturaleza pura, como la montaña. Tienen un enorme respeto y cuidado por el mundo que les rodea y es algo que se les enseña desde niños.

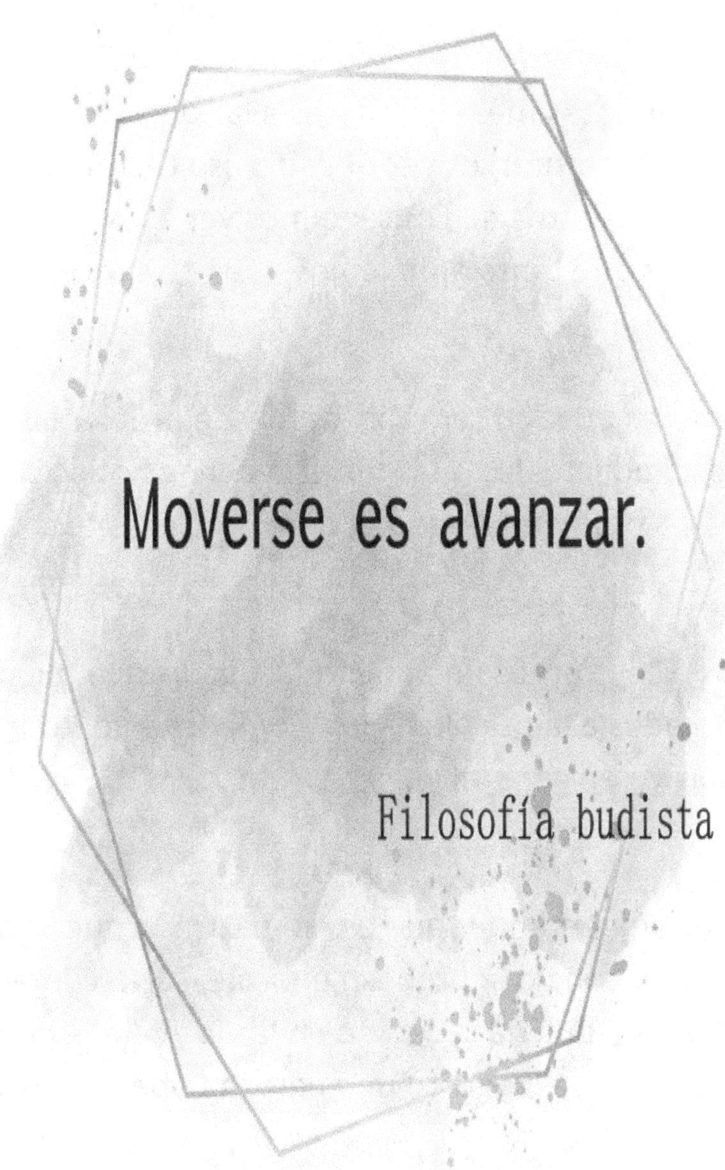

Moverse es avanzar.

Filosofía budista

¿ POR QUE NO PERDEMOS PESO ?

Una de las cosas más frustrantes a las que nos podemos enfrentar, es ver que, incluso realizando los mayores esfuerzos no conseguimos ver esos resultados que tanto anhelamos.

Las razones pueden ser muchas, desde problemas físicos, conductuales, etc... Pero la buena noticia, es que estos problemas pueden tener una solución.

Vamos a centrarnos en aquellos aspectos que pueden estar ligados a la psicología y al comportamiento compulsivo en general.

Debemos de entender que es muy extraño que una bebé nazca con un sobrepeso enorme, salvo contadas situaciones ¿ qué ha sucedido en la vida de ese niño para convertirse luego en una persona obesa ?

La vida que llevamos de prisas y estrés nos hace tener un comportamiento que no es el adecuado y que más pronto que tarde, se verá reflejado en nuestro estado físico.

Uno de los trucos que siempre decimos para ver el mundo de una manera un tanto más tranquila y en paz con nosotros mismos es reírnos de la vida en general, tratar de ver los problemas de la forma más humorista posible. Como decía Séneca, la mayoría del sufrimiento sucede por presagiar cosas que no van a ocurrir, es decir, vemos el futuro como un peligro enorme que a su vez es irreal porque en su mayor parte esos problemas luego acaban siendo muy pequeños. Es por ello la gran importancia que tiene el sentir un equilibrio emocional que nos haga ver la vida con menos peligro constante.

El peligro es entendido por nuestro organismo como una amenaza y comienza a producir todo tipo de sustancia que intoxican a nuestro organismo. Una de las consecuencias nefastas del estrés y la ansiedad, es el efecto de inflamación. La inflamación se produce de forma silenciosa en todo nuestro organismo haciendo a la persona mucho más proclive a enfermedades. Es por ello la gran importancia de ver la vida con una actitud amplia e incluso distante. Intentar sobre todo disfrutar de las pequeñas cosas y de lo que te esté ocurriendo en el presente, el presente debe de ser tu mayor conductor. Es hora de sentirte pleno y feliz por la vida que tienes y dejar de asustarte por un futuro que pase lo que pase tu ahora mismo no puedes controlar.

¿ CÓMO PODEMOS APLICAR EL MÉTODO ?

Aplicar el método que hemos estado narrando en este libro es más fácil de lo que crees. Resumiéndolo se trata de sentir e imitar aquellos aspectos más importantes de la cultura japonesa relacionados sobre todo con la parte física y mental.

Si a ellos les ha funcionada ¿ por qué no a nosotros ? Imitar su forma de sentir y de actuar con la naturaleza, comprender que todo está unido y que nuestro físico tiene también una relación directa con nuestra forma de vivir, es la base para el cambio.

La cultura tranquila, sana y social que mantienen los japoneses, es lo que les convierte en esa gente tan especial y lo que les convierte en uno de los países más sanos del mundo.

Si tratamos de imitar aquellos aspectos como la alimentación y el deporte vistos como algo normal y natural de la cultura japonesa, estaremos haciendo los mismos pasos que realizando ellos.

Sin duda, te animo a que pruebes esta cultura, a que te sientas parte de ella y sobre todo que tengas mucha suerte en este nuevo proyecto y camino que has empezado al adquirir este libro.

La disciplina, como todo en la vida, es clave para conseguir todos nuestros objetivos. Si solo queremos ver resultados de forma rápida e instantánea nunca conseguiremos nuestra meta final. La disciplina se necesita cuando falla la ilusión, y es ahí cuando más tiene que aparecer. Te animamos a que des un cambio total a tu vida y comiences a verla con las enormes posibilidades que tú tienes y que comiences

a sentir la vida tan feliz como siempre la habías
soñado. Mucha suerte

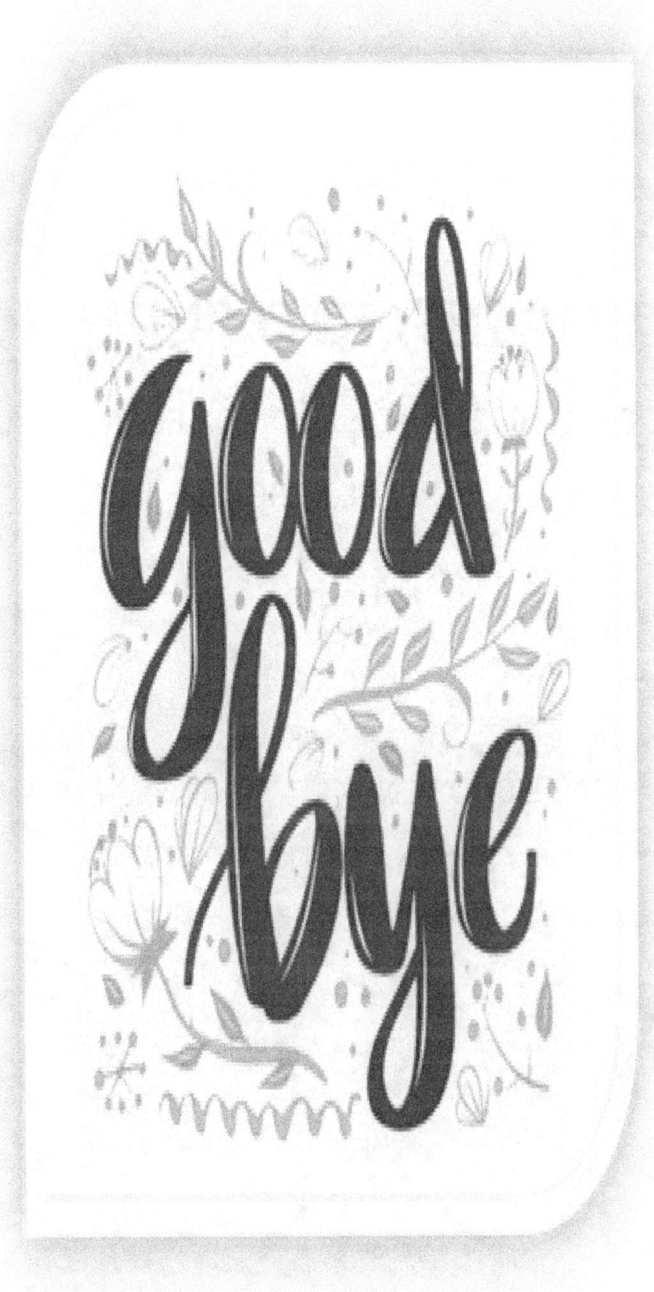
good
bye

EL MÉTODO NIPÓN

COPYRIGHT 2023. DISEÑO POR ELDAMOBILE

ENRIQUE VERGARA

www.ingramcontent.com/pod-product-compliance
Lightning Source LLC
Chambersburg PA
CBHW060748260726
48660CB00002B/533